약 없이
혈당
잡는 법

당을 알아서 낮추는 무적 체질 만들기

약 없이 혈당 잡는 법

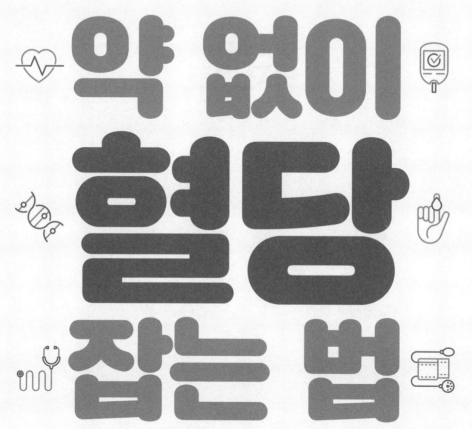

가토 마사토시 지음 | 나지윤 옮김

유노
라이프
LIFE

병원에서
보지 못한
기적

만약, 당신이 건강 검진을 하다가 의사로부터 다음과 같은 말을 들었다고 합시다.

"혈당 수치가 다소 높은 편이네요."

그렇다면 당신은 이미 당뇨병이거나 당뇨병 예비군일 가능성이 아주 높습니다.

'당뇨병' 하면 어떤 생각이 떠오르나요? 많은 사람들이 이렇게 말하지요.

"당뇨병은 평생 약을 먹어야 하잖아요."
"엄격하게 식단을 조절해야 하는 병이요."
"자가 주사를 평생 맞아야 해요."

그래서인지 당뇨병이나 당뇨병 예비군 진단을 받은 사람들은 불안감에 휩싸여 두려워하곤 합니다.

하지만 안심하세요. 이제부터 약에 의존하지 않고, 공복을 참지 않고, 격렬한 운동을 하지 않고도 혈당을 낮추는 방법을 알려 드리겠습니다. 돈이 들지 않고 단 몇 분이면 충분하며 당장 오늘부터 실천 가능합니다.

믿기지 않나요? 하지만 사실입니다. 우리 몸은 본래 혈당을 빠르게 낮추는 메커니즘을 지니고 있습니다. 다만 제대로 작동하지 못해서 혈당을 높이고 있을 뿐입니다. 높아진 혈당을 잡으려면 우리 몸에 있던 혈당 메커니즘을 다시 작동하도록 만들기만 하면 됩니다. 이렇게 말하면, 누군가는 저에게 이렇게 묻습니다.

"혈당 낮추는 방법이 이토록 쉬운데 왜 지금까지 수많은 사람이 혈당을 조절 못 해서 고통받나요?"

저도 늘 이런 의문을 품었지요. 왜 이렇게 해마다 당뇨병 환자는 늘어나는 것일까요? 실제로 당뇨병을 진단받은 사람은 대개 힘들고 고통스러운 나날을 보냅니다.

당뇨병 예비군이었던 사람이 당뇨병 진단을 받고 당뇨병 신증으로 진행되어 인공투석을 받기까지 얼마나 걸릴까요? 대략 5년에서 10년입니다.

일본이 2016년에 실시한 조사에 따르면, 당뇨병이 매우 의심되는 사람, 즉 당뇨병 예비군에 속하는 사람은 약 1,000만 명으로 추산됩니다. 당뇨병에 걸릴 가능성이 높은 사람도 약 1,000만 명에 이른다고 하니 약 2,000만 명에 이르는 사람들이 당뇨병에 걸릴 가능성이 있는 셈이지요.

앞서 언급한 의사에게 혈당이 높다고 주의를 받은 사람들도 이 숫자에 포함될 테고요. 한국의 경우, 2019년을 기준으로 약 600만 명이 당뇨병 예비군에 속한다고 합니다.

만일 당뇨병에 걸릴 가능성이 높은 사람이 아무런 조치를 하지 않고 그대로 자신의 몸을 방치한다면 어떻게 될까요? 당연히 그 사람은 조만간 당뇨병 진단을 받겠지요.

30년 전 저는 외국계 제약 회사에서 당뇨병 검사 약품을 연구했습니다. 그 당시 어느 문헌에서 당뇨병에 대한 다음의 문구를 읽었습니다.

"혈당을 낮추는 호르몬인 인슐린과 세포에 존재하는 인슐린 수용체가 결합하면 혈액 속 포도당이 세포 내로 흡수된다. 이 인슐린 수용체가 없거나 정상적으로 기능하지 않는 상태가 제2형 당뇨병이다."

요컨대 '인슐린 수용체'야말로 세포가 '당을 받아들이는 스위치'라는 이야기입니다. 아무리 인슐린이 많아도 인슐린 수용체라는 스위치가 켜져야 비로소 혈당이 내려가지요. 그때 저는 무릎을 탁 쳤습니다.

'아하, 혈당이 지나치게 높아지는 이유는 당을 받아들이는 인슐린 수용체가 제대로 기능하지 않기 때문이구나. 세포가 당을 받아들이는 메커니즘을 개선하면 혈당이 낮아지겠군. 당뇨병에도 걸리

지 않을 테고 말이야.'

그로부터 30년이 지났습니다. 혈당을 낮추는 약이나 인슐린을
분비시키는 약이 많이 나왔습니다. 당뇨병 치료제로 인슐린 주사
도 사용 중이지만, 인슐린 수용체 기능을 도와 세포가 당을 잘 받아
들이는 치료제는 아직 전무한 상태입니다.

혈당에 문제가 생겨 당뇨병 예비군으로 진단받으면 대부분 이런
조언을 듣습니다.

"칼로리를 줄이세요."
"당분이 많은 음식은 최대한 자제하세요."

하지만 식단 조절을 해 본 사람이라면 알 테지요. 무작정 식이 조
절을 하면 공복감과 스트레스를 견디다 못해 폭식하게 되고 금방
원래 체중으로 돌아간다는 사실을 말이지요. 그러다 당뇨병에 걸
리는 사례도 적지 않습니다.

생각해 보세요. 약물요법이나 식이요법이 당뇨병 치료에 그토록
효과가 있다면, 왜 해마다 당뇨병 환자가 늘어날까요?

그렇습니다. 현대 당뇨병 치료법에는 중요한 무언가가 빠져 있습

니다. 저는 그것이 '세포가 당을 받아들이는 메커니즘'이라고 생각합니다.

'인슐린 수용체에 작용하는 약이 개발되지 않는 이상, 본래 우리 몸에 프로그램된 혈당을 낮추는 메커니즘을 깨우는 것이야말로 최상의 치료법이다.'

이것이 제가 오랜 연구를 통해 내린 결론입니다.

그렇다면 당을 받아들이는 시스템을 활성화하고 인슐린 수용체를 늘리려면 어떻게 해야 할까요?
방법은 간단합니다.

① 근육 운동
② 단백질 섭취

위의 두 가지가 전부입니다. 이것이야말로 인간이 본래 가진 '스스로 혈당을 낮추는 메커니즘'을 일깨우는 비결이지요.
이 방법이 어렵지 않을까 미리 걱정하지 마세요. 근육을 키우기 위해 헬스장에 가서 오랫동안 힘들게 운동할 필요는 없으니까요. 주린 배를 움켜쥐고 힘들게 음식을 참을 필요도 없습니다. 하루 단 몇 분만 몸을 움직이고 평소 식단에 고기나 생선, 달걀을 추가하면 됩니다.

이 두 가지만 실천하면 약을 먹지 않고, 힘들게 운동하지 않고, 먹고 싶은 음식을 참지 않아도 여러분의 혈당 수치는 쑥쑥 내려갈 테니까요.

그 이유에 대해 지금부터 하나씩 짚어 보도록 하겠습니다.

저는 약사 출신입니다. 누구보다 약을 많이 접하고 공부했지요. 하지만 '약은 증상을 억제해 주는 부차적인 요소'라는 신념이 있습니다. 병을 치료하는 것은 어디까지나 환자 본인에게 달려 있기 때문입니다.

당뇨병에 걸리면 평생 약을 먹거나 자가 주사를 맞는 경우가 많습니다. 복약과 자가 주사는 당뇨병에 걸린 몸 자체를 치료하진 못합니다. 약으로 혈당을 일시적으로 낮출 수는 있어도 우리 몸이 본래 지닌 혈당 강화 메커니즘까지 활성화하진 못하니까요.

저는 이 책에서 약사와 제약회사 연구원으로 일하면서 깨달은 질병 메커니즘과 홀리스틱(Holistic: 몸과 마음의 상호작용을 이해하고 자기 안의 치유력을 회복하고자 하는 통합 의학의 일종-옮긴이) 의료 지식을 바탕으로 혈당이 잘 내려가는 방법을 알려 주고자 합니다. 약이나 식이 제한 없이도 가능하도록 말이지요.

이 책에 나온 내용을 꾸준히 실천한다면 평생 당뇨병에 걸리지 않고 건강한 생활을 즐길 수 있습니다. 어쩌면 병원에서 보지 못한 기적을 만날지도 모릅니다. 수많은 사례로 확인했기에 망설임 없이 확신합니다. 지금 바로 시작해 보세요.

제2장
혈당 메커니즘을 알아야 혈당이 잡힌다

제3장

바로 시작하는
혈당 관리 단백질 식단
가토식 식이요법

제4장

하루 5분, 당을 흡수하는 근육 만들기

가토식 체조법

제5장
어려운 혈당 검사 한눈에 알아보기

건강 투자야말로 인생 최고의 투자

제1장

약 없이 혈당을

낮추는 비밀

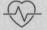

혈당이
높을 때
우리 몸의 변화

당뇨병에 대한 많은 사람들의 생각은 이렇습니다.

'스스로 주사를 맞아야 한다.'
'엄격히 식사를 제한하고 죽을 때까지 약을 먹어야 한다.'
'심해지면 투석을 받아야 한다…….'

흔히 듣는 이야기들은 대체로 맞기도 하고 틀리기도 합니다. 자
가 주사, 약물 복용, 투석 등은 당뇨병에 걸렸기 때문이라기보다 대

부분 대처법이 잘못되었기 때문입니다. 지금부터 그 이유를 자세히 설명해 보겠습니다.

당뇨병 초기에는
자각증상이 거의 없다

당뇨병은 혈액 속 포도당이 과다해져서 생기는 병입니다. 일반적으로 우리가 섭취한 당질은 효소에 의해 분해되어 최종적으로 소장에서 포도당으로 흡수됩니다. 그런 다음 혈액을 타고 몸 곳곳으로 운반되어 신체가 활동하기 위한 에너지원이 되지요.

그런데 장기나 조직에서 미처 다 사용하지 못하고 남은 포도당이 혈액 속에 많이 쌓이면 어떻게 될까요? 혈액 속 포도당 농도를 뜻하는 '혈당치'가 높아집니다.

이 상태에서 혈액 검사를 하면 의사는 이렇게 말할 테지요.

"혈당이 꽤 높네요. 당뇨병이 의심되니 재검사를 해 봅시다."

그런데 정작 당사자는 증상을 거의 못 느끼는 경우가 대부분입니다. 통증도 없을 뿐더러 팔다리도 이상 없고 눈도 잘 보이고 귀도 잘 들리지요. 병에 걸렸다는 느낌 자체가 없으니 대부분은 '딱히 아프지도 않은데 괜찮겠지'라며 검사를 다시 하지 않고 넘어가기도 합니다.

하지만 이는 대단히 위험한 판단입니다. 당뇨병 초기에는 자각증상이 거의 나타나지 않기 때문입니다. 막상 자각증상이 나타나서 병원을 찾으면 그때는 병이 상당히 진행된 경우가 많습니다. 당뇨병에 관한 한, 자각증상이 없다고 안심해서는 안 되는 이유입니다.

혈관, 눈, 신장, 팔다리가 망가진다

혈당이 너무 높은 상태가 지속되면 우리 몸속에서 어떤 일이 벌어질까요? 가장 먼저 몸속 혈관이 망가집니다. 가는 혈관이 밀집된 부위부터 말이지요. 그 부위는 바로 눈, 신장, 팔다리로 번집니다. 당뇨병의 3대 합병증이 여기에 해당합니다.

① 당뇨병 망막증

고혈당 상태가 이어지면 망막의 미세한 혈관이 손상되어 시력이 저하되거나 심하면 실명에 이릅니다.

② 당뇨병 신증

신장은 혈관을 여과해 체내에 불필요한 노폐물을 소변으로 배출하는 역할을 합니다. 그런데 고혈당 상태가 이어지면 신장의 여과 기능이 저하되어 체내에 필요한 단백질까지 소변으로 배출됩니다. 증상이 더 심해지면 여과 기능 자체가 불가능해져 인공투석을 받아야 합니다.

③ 당뇨병 신경장애

고혈당 상태가 이어지면 신경세포가 망가지고 혈액이 공급되지 않습니다. 그 결과 손발이 무감각해지는데, 자각하지 못한다고 통증이나 상처를 방치하면 조직이 죽는 괴저가 일어날 수 있습니다.

앞서 말했듯이 당뇨병은 자각증상이 거의 없기 때문에 세 가지 합병증은 어느 날 불현듯 찾아오기도 합니다.

당뇨병 신증이 악화되면 인공투석을 받아야 합니다. 일반적으로 신장 기능이 10~15퍼센트 이하로 떨어지면 투석을 고려합니다. 신장 기능이 15퍼센트라도 증상이 심할 경우 투석이 필요할 수도 있습니다.

인공투석은 두 가지로 나뉩니다. 첫 번째는 혈액을 투석기에 통

과시켜 깨끗하게 만들고, 다시 돌려주는 '혈액투석'입니다. 보통 투석 시설을 갖춘 의료기관에서 실시합니다. 투석 횟수는 1회 4~5시간, 주 3회가 기본입니다.

또 하나는 복부에 카테터(도관)를 삽입한 뒤 이를 통해 투석액을 주입해 체내에서 혈액을 정화하는 '복막투석'입니다. 복막투석은 가정에서 매일 실시하며 한 달에 1~2회 정도 병원에 내원합니다.

투석 방법은 환자의 생활 습관에 따라 선택하는데 어느 쪽이든 신장 기능을 회복하는 효과는 없습니다. 그래서 한번 투석을 시작하면 평생 지속해야 합니다. 투석 환자는 염분과 수분 과다 섭취가 치명적이라 식단도 엄격히 관리합니다.

상상해 보세요. 주 3회 4~5시간씩 또는 매일 꼼짝 없이 누워서 치료받고 먹고 마시는 것도 마음대로 하지 못하는 생활을 평생 해야 한다면……. 자유롭게 여행을 떠나지도 못하고 음식을 즐기기도 힘들어집니다. 인생의 큰 즐거움들이 사라져 버리겠지요.

게다가 당뇨병은 그 자체로 생명을 잃지는 않지만 온몸의 혈관을 서서히 갉아먹기 때문에 심각한 합병증을 초래합니다. 눈이 약해지고 손발 감각이 둔해진다면 일상에 닥치는 불편과 불행은 불 보듯 뻔하지요.

일단 합병증에 이르면 완치는 불가능합니다. 약을 먹고 식단을
관리하고 장시간 투석하는 삶을 평생 이어 가야 합니다. 당뇨병이
정말 무서운 이유입니다.

약 없이 혈당을 잡으려면 —————————————————

당뇨병 초기에 병을 잡아야 합니다. 자각증상이 나타나서 병원을 찾으면 그땐 이
미 병이 상당히 진행된 뒤인 경우가 많습니다. 당뇨병에 관해서는 예민하게 진단
받고 대응해야 합니다.

스타틴,
당뇨병 치료제가
병이 되는 이유

앞에서 말했듯이 인체 세포에는 '인슐린 수용체'라는 것이 있습니다. 인슐린이 인슐린 수용체와 결합해야 비로소 당이 세포 내로 흡수됩니다. 그러면 세포는 당을 에너지원으로 삼아 각종 신체활동을 합니다. 따라서 인슐린 수용체가 제대로 기능하지 않으면 혈액 속 당이 세포로 흡수되지 못해 고혈당 상태가 되어 당뇨병에 걸리기 쉬워집니다.

몸속 세포에 당이 들어오지 못하면 어떻게 될까요? 신체 세포들의 활동이 정상적으로 이루어지지 않겠지요. 인간이 원래 지닌 모든 기능에 오류가 생긴다고 봐도 무방합니다.

대표적 증상으로 면역력 저하가 있습니다. 면역세포는 백혈구 속에 있으면서 몸속을 항상 순찰합니다. 그러다 병원균이 체내에 침입하기라도 하면 면역세포가 출동해 이들을 퇴치하지요.

구체적으로 설명해 보겠습니다.

몸과 정신의
면역 체계를 떨어뜨린다

병원균이 침입해 감염이나 염증이 발생하면 우리 몸은 면역세포 표면에 인슐린 수용체를 단숨에 끌어들입니다. 그 결과 다량의 당이 세포 내로 집결해 적군인 병원균을 물리치지요. 인슐린 수용체는 우리 몸을 지키기 위해 적과 싸우는 전투력을 상승시키는 원동력인 셈입니다.

만에 하나 인슐린 수용체 기능이 떨어진다면 어떻게 될까요? 면역세포에 에너지가 부족해질 테니 당연히 병원균과 싸울 전투력이 약해질 수밖에 없습니다. 감기는 물론이거니와 독감, 코로나바이러스 같은 감염증에 걸릴 가능성이 커집니다.

혹시 당뇨병 환자가 우울증에 걸리기 쉽다는 이야기를 들어보았나요? 스탠퍼드 의대 연구팀에 따르면 당뇨병 환자는 일반인보다 우울증 발병 위험이 두 배나 높다고 합니다.

연구팀이 평균 연령 41세의 건강한 성인남녀 601명의 데이터를 분석한 결과, 허리둘레가 5센티미터 늘어날 때마다 우울증 발병 위험이 11퍼센트 상승하고, 공복 시 혈당치가 18㎎/dL 높아지면 37퍼센트 상승한다고 나타났습니다.

아울러 연구 시작 뒤, 2년 이내에 당뇨병 예비군 진단을 받은 사람은 9년 이내에 우울증 발병 위험이 2.66배까지 상승한다는 결과도 나왔습니다.

인슐린 저항성은 당뇨병 같은 대사성 질환뿐만 아니라 우울증의 위험 요인도 될 수 있음이 밝혀진 것입니다.

'인슐린 저항성'이란 혈당을 낮추는 호르몬인 인슐린이 충분히 분비되는데도 혈당이 떨어지지 않는 상태를 가리킵니다. 세포마다 당이 들어가는 입구가 있는데 그 입구가 열리지 않아 세포 안으로 당이 들어가지 못해 혈액 속에 넘쳐나는 것입니다.

인슐린 저항성이 높아지는 대표적 원인은 '내장지방 증가'입니다. 내장지방이 너무 많아지면 비대해진 지방세포에서 생리 활성

물질인 '종양괴사인자-α(TNF-α)'가 분비되어 인슐린 기능을 방해합니다. 이외에도 유전, 고지방 식습관, 스트레스 등이 원인으로 꼽힙니다.

간혹 비만이나 혈당 문제가 있는 환자에게 콜레스테롤 수치를 낮춘다며 '스타틴'이라는 고콜레스테롤혈중 약을 처방하는 의사가 있습니다. 실제로 저에게 상담을 받으러 온 당뇨병 예비군 환자 중에도 스타틴을 복용하는 사람들이 있었습니다.

'식사로 섭취한 지방은 체내 콜레스테롤 수치에 미치는 영향이 거의 없다.'

이것이 지방과 콜레스테롤에 대한 최신 상식입니다. 육류, 계란, 지방이 많은 식사를 한다고 콜레스테롤 수치가 높아지진 않는다는 뜻입니다.

심지어 최근 연구에서는 스타틴을 복용했을 때 오히려 당뇨병으로 진행될 위험이 높아진다는 사실이 밝혀졌습니다. 그러므로 당뇨병 예비군이라면 스타틴을 복용할 필요는 없다고 생각합니다.

단백질은 정신 활동에
깊이 관여한다

다시 우울증 이야기로 돌아가 봅시다. 당뇨병 예비군은 일반인에 비해 우울증에 걸릴 확률이 높다고 알려져 있습니다. 그 배경에는 단백질 부족이 있지요. 실제로 당뇨병 환자나 당뇨병 예비군에게는 심각할 정도로 단백질이 부족합니다.

인체를 구성하는 성분 중 무게로 따지면 70퍼센트가 물, 20퍼센트가 단백질입니다. 물을 제외하면 인간의 근육, 뇌, 혈관, 기타 장기들 대부분이 단백질로 이루어진 셈이지요. 영양소 중에서 가장 중요한 역할을 하는 것도 바로 단백질입니다.

단백질은 정신 활동에도 깊이 관여합니다. 단백질을 구성하는 티로신, 페닐알라닌, 트립토판 등의 필수 아미노산은 기억, 감정, 기분 등에 관여하는 노르아드레날린, 도파민, 세로토닌 같은 신경 전달 물질의 재료가 됩니다.

'단백질을 충분히 섭취하지 못하면 몸뿐만 아니라 정신에도 나쁜 영향을 끼친다.'

이런 상태에서 뇌의 신경세포가 당을 제대로 받아들이지 못한다면 어떻게 될까요? 가뜩이나 단백질 부족으로 정신 건강에 적신호가 켜졌는데 뇌의 신경세포가 활동할 에너지마저 부족해지니 이중으로 정신적 손상을 입게 됩니다.

당뇨병과 당뇨병 예비군이 우울증에 걸릴 확률이 높은 이유가 여기에 있습니다.

약 없이 혈당을 잡으려면 ———————————————————————

인슐린과 인체 세포 내 '인슐린 수용체'가 결합해야 비로소 당이 세포 내로 흡수됩니다. 인슐린 수용체가 제대로 기능하지 않으면 혈액 속 당이 세포로 흡수되지 못해 고혈당 상태가 되어 당뇨병에 걸리기 쉬워집니다.

당뇨인이
치매에 걸릴
높은 확률

치매도 당뇨병의 합병증 중 하나라는 사실을 아시나요? 이를 뒷받침하는 연구들이 많은데 일본에서는 '쿠야마초 연구(일본을 대표하는 대규모 역학 연구)'가 가장 유명합니다.

치매는 크게 두 가지로 '혈관성 치매'와 '알츠하이머 치매'로 분류됩니다. 쿠야마초 연구에 따르면 당뇨인은 비당뇨인에 비해 혈관성 치매에 걸릴 위험이 1.8배, 알츠하이머형 치매에 걸릴 위험이 2.1배 높습니다.

혈관성 치매는 뇌혈관이 막히는 치매이며 알츠하이머 치매는 뇌가 위축되는 치매로 두 가지 모두 인슐린과 관련이 깊습니다.

알츠하이머 치매는 뇌가 위축되면서 기억을 관장하는 부위도 수축되어 기억을 못 하게 되는 병입니다. 그렇다면 뇌는 왜 위축되는 것일까요? 이는 뇌에서 만들어지는 단백질인 '아밀로이드 β(베타)' 때문입니다. 아밀로이드 β는 흔히 '뇌의 찌꺼기'로 불리는데 정상적으로는 효소로 인해 분해되어 뇌 밖으로 배출됩니다.

하지만 아밀로이드 β가 분해되지 않고 뇌 속에 쌓이는 경우가 있습니다. 바로 고혈당 상태가 지속될 때입니다.

아밀로이드 β를 분해하는 효소 중 하나가 인슐린 분해 효소입니다. 고혈당 상태가 계속 이어지면 이를 수습하기 위해 인슐린이 과다 분비되고 그만큼 인슐린 분해 효소가 소비되므로 아밀로이드 β를 분해하는 작업에 지장이 생깁니다. 그 결과 아밀로이드 β가 미처 다 분해되지 않은 채 남겨지는 것입니다.

뇌에 잔류한 아밀로이드 β는 일정 기간이 지나면 형태가 변형됩니다. 이 변형된 아밀로이드 β는 독성을 띠고 있어 신경세포를 사멸시킵니다. 그 결과 뇌가 위축됩니다. 이것이 알츠하이머 치매의 시작입니다.

약보다 인슐린 저항성을 키워야 한다

고혈압은 당뇨인에게 흔하게 동반되는 질병입니다. 혈당이 높은 상태가 오랫동안 이어지면 혈관이 손상되고 혈류가 나빠집니다. 그렇게 되면 혈관 벽에 콜레스테롤 등이 쌓이기 쉬워지고 혈관이 점점 좁아져 혈압이 상승하지요.

이처럼 고혈압과 당뇨병은 동전의 양면처럼 밀접한 관계를 가집니다. 여러 연구에 따르면 고혈압 환자가 당뇨병에 걸릴 확률은 정상 혈압인 사람보다 두세 배 이상 높다고 추산됩니다.

현재 일본 고혈압학회에서는 '수축기 혈압 140/확장기 혈압 90㎜Hg'을 고혈압 기준치로 삼습니다. 하지만 저는 수축기 혈압이 '나이+90' 범위 이내라면 크게 걱정할 필요가 없다고 봅니다.

애초에 나이, 체격, 심장 크기 등은 사람마다 천차만별인데 일률적으로 같은 기준치를 적용하기에는 맞지 않지요.

키 170센티미터인 건장한 30대 남성과 150센티미터인 왜소한 80대 여성의 혈압은 다를 수밖에 없습니다. 그런데 두 사람에게 기계적으로 동일한 기준치를 적용해서 '고혈압이니 약을 복용하세요', '약물요법으로 평생 관리하세요'라고 진단하면 어불성설이지요.

명심하세요. 혈압약은 어디까지나 혈압을 낮추게 할 뿐입니다. 고혈압 원인을 근본적으로 해결해 주는 치료제가 아니라는 뜻입니다. 마찬가지로 당뇨병을 앓는다면 당뇨병 약으로 인슐린을 투입하기보다 근본 원인이 되는 인슐린 저항성을 개선하는 일이 중요합니다.

약 없이 혈당을 잡으려면 ———————————————————————

혈압약이나 당뇨약은 근본적인 치료제가 아닙니다. 근본 원인을 파악하고 대응하는 것이 약보다 우선적으로 해야 할 일입니다.

약물요법을
시작할 때
신중해야 하는 이유

여기까지 읽었다면 당뇨병에는 실로 다양한 합병증이 있음을 알았을 테지요. 혈당이 올라가면 덩달아 망막증, 신증, 신경장애, 우울증, 치매, 고혈압이 발생합니다. '그렇게 많은 합병증이 생기면 대체 약을 얼마나 먹어야 하나?'라고 걱정할지도 모르겠습니다.

실제로 여러 약을 복용 중인 당뇨병 환자는 적지 않습니다. 혈당을 낮추는 약, 콜레스테롤 수치를 낮추는 약, 혈압을 낮추는 약 등이 많지요. 여기에 우울증으로 불면증까지 생기면 수면제를 처방받기도 합니다.

반복하지만 어떤 약도 근본적인 원인, 즉 세포가 당을 받아들이는 시스템을 제대로 작동시키지는 못합니다. 그저 당장의 증상을 완화해 줄 뿐이지요. 특히 당뇨병은 만성질환이므로 완치해서 사라지는 병이 아니라서 꾸준히 관리해야 됩니다.

급한 불만
끄는 역할을 할 뿐

당뇨병에 걸리면 당뇨 관련 약을 비롯해 다양한 합병증 관련 약까지 추가되어 평생 수많은 약을 먹으며 살아야 할지 모릅니다. 아무리 약을 꼬박꼬박 챙겨 먹어도 완치되지 않으며 최악의 경우 투석, 실명, 수족 절단에 이르기도 합니다.

약이 무조건 필요 없다는 말이 아닙니다. 아픈 증상을 억제하는 데 약은 절대적으로 필요합니다. 하지만 병을 근본적으로 치료하지는 못합니다.

다양한 합병증이 유발되는 당뇨병에 걸리면 수십 종류 약을 복용하는 경우도 적지 않습니다. 평생 그 약들을 복용한다면 약 부작용에 대한 우려도 높아질 수밖에 없지요.

다량의 약을 지속적으로 복용하면 약을 흡수하는 장, 약을 분해하는 위는 물론, 간과 신장에도 과부하가 걸립니다. 이 상태가 장기간 이어진다면 과연 우리 몸에 아무런 지장이 없을까요?

약은 어디까지나 당장의 증상을 억제하기 위해 먹는 것입니다. 평생 먹으면 오히려 몸에 해롭습니다. 약에 의존하지 않고 몸의 치유력을 회복해 나가도록 노력해야 하는 이유입니다.

약 없이 혈당을 잡으려면 ———————————

약은 증상을 낮추는 역할을 하지만 병을 근본적으로 치료하지는 못합니다. 장기적으로 약을 복용하면 장, 간과 신장에 과부하가 걸리는 문제도 있습니다.

내 몸에 대한
올바른
이해

이제부터는 당뇨병 전 단계에서 인공투석으로 진행되기까지 과정을 알아보겠습니다.

여러분이 건강 검진 결과표를 받았는데 '재검사 필요', '정밀 검사 필요'라는 불길한 문장이 적혀 있다고 해 봅시다.

결과표를 자세히 보니 '혈당', '당화혈색소' 수치에 적신호가 켜져 있군요. 그렇다면 여러분은 이미 당뇨병 예비군이라는 뜻입니다.

혈당 수치부터
제대로 알자

당뇨병을 진단하는 지표로는 혈당과 당화혈색소(HbA1c)가 있는데 두 가지의 정상 범위는 다음과 같습니다.

○ 혈당의 정상 범위

공복 시 혈당치: 70~109mg/dL

식후 혈당치: 140mg/dL 미만

· 공복 혈당은 마지막 식사를 한 뒤 10시간 이상 공복 상태에서 측정한 값
· 식후 혈당은 75그램 포도당이 함유된 액체를 마시로 2시간 뒤에 측정한 값

○ 당화혈색소의 정상 범위

기준치: 4.6~6.2퍼센트

당뇨병: 6.5퍼센트 이상

혈액 속 포도당 농도를 의미하는 혈당치는 공복일 때, 수치가

126mg/dL 이상, 식후 수치가 200mg/dL 이상이면 당뇨병으로 진단합니다. 정상 수치와 당뇨병 수치의 중간은 '경계형'으로 판정하는데 이는 당뇨병 예비군, 즉 당뇨병으로 가는 길목에 접어들었다는 뜻입니다.

당화혈색소는 지난 1~2개월의 평균적인 혈당 수치를 나타내는 검사 수치입니다. 혈당 수치는 검사 당시 혈당만 알 수 있고 당일 식사와 운동으로도 수치가 변합니다. 하지만 당화혈색소 수치는 지난 1~2개월 동안의 혈당 평균치를 반영하므로 당일 식사나 운동에 영향을 받지 않습니다. 요즘은 혈당 수치와 당화혈색소 수치를 증상과 함께 종합적으로 판단해 당뇨병을 진단합니다.

간혹 "건강 검진에는 혈당 검사가 없다"라고 하시는 분들이 있습니다. 일본에서는 예전에 '노동 안전 위생 규칙'에는 정기 건강 검진에서 혈당 검사가 필수였으나 2017년부터는 당화혈색소 검사로 대체 가능해졌습니다.

혈당은 당화혈색소 수치로만 확인해도 큰 문제가 없습니다. 앞서 살펴본 바대로 식전 식사 등으로 변동하는 혈당 수치보다 1~2개월 평균을 알 수 있는 당화혈색소 수치가 당뇨병을 진단하는 지표로서 신뢰성이 높지요.

공복 혈당은 마지막 식사를 한 뒤 10시간 이상 공복 상태에서 측정합니다. 이때 혈당치는 70~109㎎/dL이 정상입니다. 식후 혈당은 75그램 포도당이 함유된 액체를 마시고 2시간 뒤에 측정합니다. 식후 혈당치는 140㎎/dL 미만이 나와야 합니다. 내가 어떤 혈당치를 가지고 있는지 파악하고 목표를 세워 보세요.

뚱뚱하지
않으면
괜찮을까?

건강 검진에서 혈당 수치가 '재검사 필요'라고 나와도 몸 상태에는 큰 변화가 없습니다. 그래서인지 '괜찮겠지'라고 대수롭지 않게 넘기는 사람도 적지 않습니다.

특히 마른 체형이나 정상 체형 중에 혈당 수치가 보내는 경고를 무시하는 경우가 많은데 이는 대단한 착각입니다. 마른 체형이라도 인슐린 저항성이 높을 수 있기 때문입니다.

일본 준텐도대학이 발표한 연구에 따르면, BMI(Body Mass Index:

체격지수)가 18.5 이하인 저체중 젊은 여성은 보통 체중인에 비해 '내당능장애' 비율이 일곱 배나 높았습니다.

내당능장애란 식후 혈당을 정상으로 되돌리는 기능이 저하된 상태를 가리킵니다. 다시 말해 그대로 방치하면 당뇨병에 걸릴 확률이 높은 당뇨병 예비군이라는 뜻이지요.

비만일수록 내당증장애 비율이 높다는 견해가 일반적입니다. 그러나 동아시아인은 체질적으로 인슐린 분비가 적어서 비만이 아니어도 내당능장애가 되기 쉽다고 알려집니다. 요컨대 비만이 아니어도 당뇨병에 걸리기 쉽다는 말입니다.

'난 뚱뚱하지 않으니까 괜찮다'라는 생각은 금물입니다. 당뇨병은 누구에게나 찾아올 수 있음을 잊지 마세요.

질병의 뿌리가 같으면 해결책도 같다

인슐린 저항성은 당뇨병의 출발점입니다. 인슐린 저항성이 생기면서 당뇨병을 필두로 고혈압, 우울증, 치매 등 다양한 합병증으로 파생됩니다. 바꿔 말하면 이 질병들의 기원이 동일하다는 이야기입니다.

애당초 질병이란 왜 생길까요? 신체의 에너지 대사가 제대로 이루어지지 않기 때문입니다.

그런데 당뇨병을 비롯해 고혈압, 우울증, 치매에 모두 개선 효과를 과학적으로 입증한 방법이 있습니다. 첫 번째는 운동입니다. 몸(근육)을 움직이면 인슐린 저항성이 개선되고 에너지 대사가 정상적으로 이루어지기 때문이지요.

다른 하나는 단백질 섭취입니다. 단백질은 근육의 주재료인데 몸을 움직이면 근육이 자극받아 근육 조직이 일시적으로 손상됩니다. 이때 영양을 충분히 섭취하고 휴식을 취하면 다시 근육 조직이 재생되어 더 튼튼하게 성장하지요.

이처럼 근육이 손상과 재상을 반복하면서 근력이 강화되는 일련의 과정을 '초회복'이라고 하는데, 운동과 단백질 섭취는 초회복에 필수 요소입니다.

그러므로 몸을 움직이고 단백질을 섭취해 근육을 단련하면 인슐린 저항성이 개선되어 혈당 수치가 저절로 떨어지는 효과가 있습니다.

다음 장에서 더 자세히 설명해 보겠습니다.

뚱뚱하지 않아도 당뇨에서 벗어날 수 없습니다. 요즘에는 '마른 비만'이 더 많아지는 추세지요. 인슐린 저항성을 높이기 위해 비만이 아닌 사람도 운동을 해야 하는 이유입니다.

제2장

혈당 메커니즘을 알아야

혈당이 잡힌다

혈당에 대한
오해와
진실

이번 장에서는 혈당이 높아서 생기는 당뇨병의 원인을 자세히 알아보겠습니다. 그전에 당뇨병에 대한 일반적인 오해부터 바로잡으려 합니다.

혈당을 낮추기 위해 식이 제한을 해야 할까요? 결론부터 말하자면 그럴 필요는 없습니다. "혈당이 높으면 당질 섭취를 중단해야 하나요?"라고 묻는 분이 많은데 그럴 때마다 저는 "당질은 얼마든지 섭취해도 괜찮습니다"라고 자신 있게 말씀드립니다. 앞서 말했듯이 '당질을 섭취하는 것'이 문제가 아니라 '섭취한 당질이 제대로 사용되지 않는 것'이 문제니까요.

당질이 하는 역할

당질이 몸 안에서 제대로 사용되기만 한다면 당질을 섭취한다고 혈당이 과다하게 올라가는 일은 없습니다. 오해의 소지를 없애기 위해 당질에 대해 더 설명해 보겠습니다.

인간이 몸을 움직이기 위해 필요한 영양소에는 탄수화물, 지방, 단백질이 있는데, 이를 통틀어 '3대 영양소'라고 합니다. 세 가지를 체내에서 에너지로 전환시켜야만 내장과 근육을 움직일 수 있습니다. 우리 몸을 자동차에 비유한다면 3대 영양소는 차를 움직이는 연료 역할을 하는 셈이지요.

그런데 3대 영양소 중 가장 빠르게 에너지로 전환되는 영양소는 무엇일까요? 바로 탄수화물, 즉 당질입니다.

탄수화물은 당질과 식이섬유가 합쳐진 것으로, 체내에 흡수된 당질은 포도당(글루코스)이 되어 혈액 속에 녹아들어 간 다음 전신의 세포로 보내져 에너지원이 됩니다. 남는 부분은 근육과 간으로 흡수되어 글리코겐이라는 형태로 저장되었다가 혈당이 부족할 때 꺼내 사용하게 되지요. 이처럼 당질은 몸에 저축을 할 만큼 꼭 필요한 에너지원입니다.

만일 포도당이 충분히 공급되지 못하면 우리 몸속 세포는 기능이 현저히 떨어집니다. 근육도 내장도 뇌도 충분히 작용하지 못해 머리가 멍해지고 몸이 나른해지고 무기력해지지요. 더욱이 면역력도 약해지고 감염병에 걸릴 위험도 커져서 극단적인 당질 제한은 몸에 해로울 뿐입니다.

과도한 당질이
아니라면 괜찮다

끼니마다 케이크나 아이스크림을 과하게 먹는다든지, 한 끼에 밥을 몇 공기나 비우는 등 누가 봐도 과식하는 경우에는 당연히 문제가 될 수 있습니다. 하지만 하루 세 끼 중에 상식적인 범위 내에서 빵이나 밥을 먹는 정도라면 전혀 문제가 되지 않습니다.

애초에 우리 몸은 과다한 당질을 섭취하기 어렵도록 설계되어 있습니다. 초코바 한 개를 먹으면 우리 몸은 대체로 만족합니다. 한

번에 서너 개 이상을 잇달아 먹는 경우는 웬만해서는 없지요.

　사람의 몸에는 적정량이 정해져 있기에 비정상적으로 많은 양의 당질을 섭취하지 못합니다. 그러니 주변에서 놀랄 만큼 과식하지 않는 한, 혈당을 낮추기 위해 일부러 식사를 제한할 필요는 없습니다.

약 없이 혈당을 잡으려면 ────────────────────────

혈당을 낮추기 위해 식이 제한을 해야 할 필요는 없습니다. '당질을 섭취하는 것'이 문제가 아니라 '섭취한 당질이 제대로 사용되지 않는 것'이 문제니까요. 근본적인 문제를 해결한다면 당질은 얼마든지 섭취해도 괜찮습니다.

칼로리
제한은
난센스

당질 제한만큼 당뇨병에 대한 오해가 바로 칼로리 제한입니다. 당뇨병 식이요법을 지도받은 사람들은 이미 알겠지만 현재 식이요법의 지표는 칼로리입니다.

구체적으로는 하루 활동량을 확인하기 위해 신체활동 수준을 1단계에서 3단계로 나눈 다음 추정 에너지 필요량(킬로칼로리/1일)을 설정합니다.

신체활동 수준이 보통인 2단계의 50~64세라면, 남성은 하루 2,350~2,800킬로칼로리, 여성은 1,800~2,100킬로칼로리가 필요합니다. 당뇨병이 생기면 남성에게 필요한 킬로칼로리, 여성에게 필요한 킬로칼로리 범위에 맞춰서 식단을 짜라는 조언을 듣지요.

칼로리보다
영양분

그런데 여기서 잠깐, 여러분은 칼로리 수치가 어떻게 결정되는지 아시나요?

칼로리의 정의는 '1기압하에서 물 1그램의 온도를 1도만큼 올리는 데 필요한 열량'입니다. 음식으로 말하자면, 칼로리를 알고자 하는 식품을 완전히 연소시켰을 때 상승한 물 온도를 측정해 칼로리를 결정하지요.

그런데 뭔가 이상하지 않나요? 그렇게 느끼셨다면 여러분의 의문이 맞습니다. 우리 몸 안에서 음식은 타지 않습니다. 우리가 음식을 먹을 때 체내에서 일어나는 작용은 소화 및 신진대사인데, 음식을 연소시켜 결정되는 칼로리와 이 소화 및 신진대사와는 아무런 연관이 없지요.

제가 음식의 무게당 칼로리를 계산해 우리 몸에 적용하는 것이 난센스라고 주장하는 까닭입니다.

음식에서 중요한 문제는 칼로리가 아닌 질입니다. 식사의 질이야말로 섭취한 영양분이 체내에서 어떤 영향을 미치는지를 결정하지요.

밥 한 공기, 고기 한 조각, 버터 한 조각이 모두 100킬로칼로리라고 해도 각각의 음식이 몸 안에서 하는 일은 전혀 다릅니다. 밥은 몸을 움직이는 에너지로, 고기는 몸의 재료로, 버터는 에너지와 세포와 호르몬의 구성 성분이 되지요.

이처럼 영양소마다 고유한 역할이 있으며 그 균형을 잡아주는 것이 식사의 질입니다.

문제는
몸의 상태다

다이어트를 하면서 고칼로리 식품이라며 육류를 자제하는 사람이 많습니다. 하지만 이는 큰 오산입니다. 고기에 풍부하게 함유된 단백질은 근육의 재료가 되고, 지방은 호르몬 재료와 체온을 높여 주는 에너지가 되지요.

근육을 만들고 체온을 높이고 기초 대사량을 올려 주는 육류는 다이어트의 조력자이지 결코 방해꾼이 아닙니다.

거듭 강조하지만, 문제는 과도한 당질이나 과도한 칼로리가 아닙니다. 근육 부족, 단백질 부족으로 당질을 제대로 사용하지 못하는 것이 문제입니다.

결국 몸에서 혈당이 제대로 쓰이지 못하는 상태가 모든 문제의 출발점이라고 볼 수 있습니다.

약 없이 혈당을 잡으려면 ———————————————————

과도한 당질이나 과도한 칼로리가 문제가 아니라 우리 몸이 근육 부족, 단백질 부족으로 당질을 제대로 사용하지 못하는 것이 문제입니다. 몸에서 혈당을 제대로 쓸 줄만 알면 모든 문제가 해결됩니다.

당질이 제대로
못 쓰이는
이유

저를 찾아오는 많은 사람들이 이렇게 하소연합니다.

"먹는 양은 젊을 때보다 줄었는데 혈당치는 더 올라갔어요."

왜 나이를 먹으면 혈당치가 쉽게 올라갈까요? 이유는 간단합니다. 혈액 속의 포도당인 '혈당'을 제대로 받아들이지 못하는 체질이 되었기 때문입니다.

혈당 80퍼센트를
흡수하는 근육

이를 잘 보여 주는 것이 다음의 그래프입니다. 내장, 지방, 골격근, 뇌 등 장기 및 기관별로 얼마나 혈당을 필요로 하는지 알 수 있습니다. 그런데 당뇨병에 걸리면 당 흡수량이 정상인의 절반까지 떨어집니다.

당 흡수량이 떨어지면 어떻게 될까요? 흡수되지 못한 당이 혈액에 쌓여 혈당이 남아돌게 되지요.

당 흡수량이 큰 폭으로 줄어드는 곳을 그래프로 확인해 보겠습니다. 바로 골격근, 즉 근육입니다. 내장, 지방, 뇌에서 이루어지는 당흡수량은 정상인과 큰 변화가 없는 반면, 골격근에서는 당 흡수량이 크게 감소함을 알 수 있습니다.

인체에서 당을 가장 많이 소비하는 곳은 근육입니다. 혈당의 80퍼센트 이상이 골격근으로 흡수되지요. 그런데 근육에서 당이 제대로 흡수되지 않는다면 어떻게 될까요? 혈액 속에 당이 넘쳐나겠지요. 이것이야말로 먹는 양이 변하지 않았음에도 혈당치가 올라가는 이유입니다.

정상인과 당뇨병 환자의 당 흡수량 비교

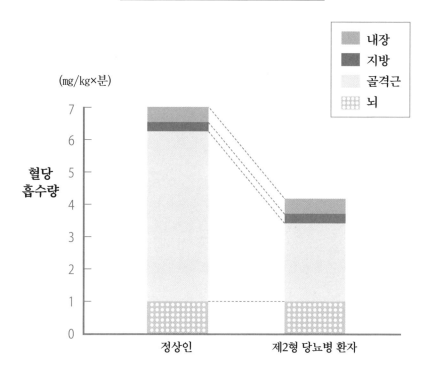

출처 : 가메이 야스후미, 오가와 가즈히로, 《골격근에서 본 당뇨병의 병태와 치료》,
(월간 당뇨병 2015/1 Vol.7 No.1)

인슐린이 작용하는 정도를 장기, 기관별로 살펴보면 위와 같다.

제2형 당뇨병 환자의 전신 당 흡수량은 정상인의 절반 정도에 불과했다.

반면 내장, 지방, 뇌의 당 흡수량은 정상인과 동일했다.

결국 당 흡수량 감소의 주된 원인은 골격근에 있음을 알 수 있다.

앞에서 마른 체형의 젊은 여성은 보통 체형보다 내당능장애에 두 배 이상 걸리기 쉽다고 말했습니다. 그런데 마른 여성은 보통 체형에 비해 골격근이 현저히 적지요.

요컨대, 근육량이 적을수록 설령 나이가 젊더라도 혈당이 올라가기 쉽다는 말입니다. 그래서 저는 다음과 같은 결론을 내렸습니다. 당뇨병에 걸리지 않으려면, 근육이 당을 흡수하는 힘을 회복해야 한다고 말입니다.

약 없이 혈당을 잡으려면 ————————————————————
나이를 먹을수록 혈당을 제대로 받아들이지 못해서 혈당이 올라가게 됩니다. 근육은 당을 흡수하는 힘을 늘리기 때문에 나이 들수록 운동이 필수입니다.

혈당이
내려가는
핵심 원리

당이 세포 안으로 들어가는 과정을 다시 정리해 보겠습니다.

①혈액 속에 포도당이 증가한다.

②췌장에서 인슐린이라는 호르몬을 분비한다.

③각 세포 표면에 자리한 인슐린 수용체에 인슐린이 달라붙는다.

④포도당 수송체(gLUT4)가 활짝 열리면서 세포 안으로 당이 들어

온다.

포도당 수송체는 쉽게 말해 세포에 있는 포도당 전용 통로입니다. 평소에는 세포 속에 숨어 있다가 인슐린이 인슐린 수용체에 붙으면 세포 표면(세포막)으로 이동해 당을 세포 안으로 운반하는 역할을 하지요.

그런데 포도당 수송체라는 통로를 여는 열쇠는 비단 인슐린만이 아닙니다. 근육을 움직여도 동일한 효과가 생깁니다.

근육이 수축하면 포도당 수송체가 세포 표면으로 이동해 세포 안으로 당을 받아들입니다. 게다가 그 효과는 인슐린에 버금갈 정도로 강력하지요.

그동안 건강 서적, 의료인, 미디어 등에서 '오직 인슐린만이 혈당을 직접적으로 낮출 수 있다'라는 말을 많이 들었을 것입니다. 그래서 근육도 같은 역할을 한다고 하면 의아하게 생각할 수도 있지만 이는 명백히 사실입니다.

근육이 인슐린 역할을 한다

평소 근육을 많이 움직이면 인슐린 없이도 혈당을 낮출 수 있다는 말이지요.

실제로 근육이 증가하면 당뇨병 발병 위험이 낮아진다는 연구 결과가 있습니다. 캘리포니아 대학에서 발표한 연구에 따르면, 평균 연령 41세인 1만 3,644명의 데이터를 조사, 분석했더니 근육이 많을수록 인슐린 저항성이 개선되어 당뇨병 발병 위험이 낮았습니다.

구체적으로 살펴보면 체중 대비 근육 비율이 10퍼센트 증가하면, 인슐린 저항성 지표 값이 14퍼센트 감소하고 당뇨병 발병 위험은 23퍼센트 감소하는 것으로 나타났지요. 근육이 늘어날수록 당뇨병 위험은 낮아진다는 사실이 과학적으로 입증된 셈입니다.

당뇨병이나 당뇨병 예비군이 되어 인슐린 저항성(인슐린의 효과가 떨어지는 상태)이 생긴 경우에도, 근육을 움직여서 당을 소비하는 기능에는 문제가 없습니다.

그러니 인슐린이 부족하거나 인슐린 수용체 기능이 떨어져도 근육을 잘 움직이기만 한다면 혈당을 낮출 수 있지요.

운동이야말로 인슐린에 의존하지 않고 혈당을 낮추는 비결인 셈입니다.

혈당은 인슐린을 통해서만 잡히지 않습니다. 포도당 수송체는 근육을 움직여도 동일한 효과가 생깁니다. 근육이 수축하면 포도당 수송체가 세포 표면으로 이동해 세포 안으로 당을 받아들입니다. 게다가 그 효과는 인슐린에 버금갈 정도로 강력합니다.

높은 혈당에
지친 췌장을
쉬게 하려면

운동의 효과는 이뿐만이 아닙니다. 인슐린 과다 분비로 지친 췌장을 쉬게 하는 역할도 합니다. 운동으로 근육을 수축하면 세포로 당이 흡수된다고 했습니다. 그런데 운동을 중단한 뒤에도 당 흡수는 계속됩니다.

운동을 해서 당을 소모한 근육은 다시 당을 근육에 저장하기 위해 열심히 일합니다. 설령 인슐린이 많이 분비되지 않더라도 근육이 포도당 수송체를 세포 표면에 다수 발현시켜 당을 흡수하려 하지요. 따라서 운동을 한 뒤에는 인슐린 저항성이 개선되는 효과를 기대할 수 있습니다.

인슐린 저항성은 운동을 규칙적으로 반복할수록 개선됩니다. 근육이 단련될수록 포도당 수송체의 양이 늘어나 소량의 인슐린만으로도 당이 활발히 흡수되기 때문입니다.

췌장을 보호하는 근육을 키운다

고혈당 상태가 이어지면 췌장은 끊임없이 인슐린을 분비하게 되어 갈수록 지치고 쇠약해집니다. 췌장의 기능은 점점 떨어질 테고 그 결과 인슐린이 제대로 분비되지 않거나 최악의 경우 고갈되어 버리지요.

인슐린을 스스로 분비하지 못하게 되면 혈당이 점점 높아지고 그 종착역은 당뇨병 진단입니다. 평생 약을 복용하거나 인슐린 주사를 맞아야 할지도 모르지요.

그러므로 당뇨병 예비군이나 당뇨병 환자는 췌장을 최대한 쉬게 해 줄 필요가 있습니다. 가장 좋은 방법은 운동입니다. 인슐린 없이도 근육에 당이 흡수되므로 췌장이 인슐린을 과다 분비할 필요가 없으니까요.

흔히 운동은 근육 강화나 체중 조절이 목적인 경우가 많지만 췌장을 보호하기 위해서도 운동은 매우 효과적입니다.

운동이 혈당 조절에 기여하는 효과를 정리하면 다음과 같습니다.

① 인슐린 없이도 당을 흡수할 수 있다.
② 운동을 한 뒤 인슐린 저항성이 개선된다.
③ 소량의 인슐린만으로도 혈당이 쉽게 떨어진다.
④ 인슐린 분비가 억제되어 췌장을 쉬게 해 준다.

약 없이 혈당을 잡으려면 ————————————————————
운동은 지친 췌장을 쉬게 하는 역할을 합니다. 그렇기에 때로는 식단으로 혈당을 낮추는 것보다 운동으로 혈당을 낮추는 편이 훨씬 쉬운 일이 될 수 있습니다.

근육이
당뇨병 위험을
낮춘다

운동은 혈당을 낮추는 효과가 있지만 운동을 하지 않으면 그 기능이 퇴화합니다.

'사용하지 않으면 퇴화한다.'

이것은 인체의 기본 원리입니다. 현대인들은 날마다 몇 시간씩 앉아서 일하니 운동을 할 기회가 적습니다. 이렇게 되면 전신의 골격근이 쇠약해지는 것은 당연한 수순일 테지요.

실제로 2019년 일본 후생노동성이 실시한 조사에 따르면, '운동하는 습관이 있다'라고 답한 사람은 남성 33.4퍼센트, 여성 25.1퍼센트에 불과했습니다. 이는 10명 중 2~3명꼴입니다.

특히 40대 남성에 한정하면 무려 18.6퍼센트로 줄어들었지요. 이는 당뇨병 또는 당뇨병 예비군이 중장년층의 경우 3명당 1명꼴이라는 사실을 뒷받침하는 조사 결과입니다.

이렇듯 중년이 되어 운동하지 않으면 당뇨병에 걸릴 확률은 큰 폭으로 높아집니다. '인간의 몸은 움직이지 않으면 기능을 유지할 수 없다'라는 자각을 가지고 꾸준히 운동해야 하는 이유입니다.

고강도 운동에
당이 주연료로 쓰인다

근육이 튼튼한 사람과 근육이 부실한 사람의 결정적 차이는 혈당치뿐만이 아닙니다. 평소 체력도 다르지요. 이것이야말로 인생을 바꿀 계기라고 생각합니다. 에너지가 넘치고 피곤을 느끼지 않는 몸이 된다면 앞으로 인생이 달라질 테니까요.

앞서 골격근이 혈당의 80퍼센트 이상을 소비한다고 말했습니다. 근육에 흡수된 당은 우리 몸에 중요한 에너지원인 아데노신 3인산

(ATP)의 원료가 됩니다. 아데노신 3인산은 인간이 몸을 움직이고 두뇌를 쓰고 숨을 쉬고 심장을 뛰게 합니다. 모든 생명 활동에 필요한 에너지로, 이것이 부족하다면 생명을 유지할 힘이 부족하다는 뜻이지요.

그렇다면 아데노신 3인산은 어떻게 만들어질까요? 인간의 몸에는 아데노신 3인산을 만드는 엔진이 두 가지 탑재되어 있습니다. 당을 주 연료로 하는 '해당계 엔진'과 당과 지방산을 주 연료로 하는 '미토콘드리아 엔진'이 그것입니다.

해당계 엔진은 고강도 운동을 할 때 단숨에 당을 대량으로 소비하면서 아데노신 3인산을 생산합니다. 아데노신 3인산은 세포 안의 세포질에서 만들어지는데, 이때 생성된 에너지는 미토콘드리아 엔진에 비해 양은 적지만 순발력이 뛰어납니다. 마치 연비는 나쁘지만 힘은 쌩쌩한 스포츠카 엔진처럼 말이지요.

반면, 미토콘드리아 엔진은 지속적으로 몸을 움직일 때 당과 지방산을 소비하면서 아데노신 3인산을 생산합니다. 이때 아데노신 3인산은 미토콘드리아라는 세포 소기관에서 만들어지지요.

미토콘드리아는 세포 한 개당 수백에서 수천 개에 이르며 사람 체중의 약 10퍼센트를 차지합니다. 그런 만큼 미토콘드리아에서 만들어진 아데노신 3인산은 대량으로 에너지를 생산할 수 있습니다.

두 엔진이 활발하게 기능할수록 더 많은 아데노신 3인산이 만들어져 몸 전체에 에너지가 가득 채워지게 되지요.

고강도 운동을 할 때는 해당계 엔진이 왕성히 일하고 평상시에는 미토콘드리아 엔진이 조용하지만 묵묵히 일한다고 보면 됩니다.

근육 속에 당을 흡수하는 경로가 있다

그렇다면 두 엔진을 활성화하려면 어떻게 해야 할까요? 정답은 우리가 모두 알고 있지만 좀처럼 실천하기 어려운 그것, 바로 운동입니다.

앞서 설명했듯 운동을 하면 근육 속에 존재하는 당을 흡수하는 경로가 활성화됩니다. 에너지 생산 공장인 미토콘드리아 수가 늘어나는 효과는 덤이지요.

따라서 '운동을 하면 피곤해진다'라는 말은 사실이 아닙니다. 운동을 하면 당을 착실히 근육 내로 흡수해 에너지 생산 공장이 늘어나니까요. 결론적으로 '운동을 할수록 몸이 에너지로 충만해진다'

가 맞습니다.

　운동을 해서 에너지가 샘솟으면 만성 피로가 사라집니다. 에너지가 넘치고 피곤을 느끼지 않는 몸이 되면 예전보다 훨씬 즐겁고 활기찬 인생을 보내게 될 테고요.

약 없이 혈당을 잡으려면 —————————————————

운동을 하면 근육 속에 존재하는 당을 흡수하는 경로가 활성화됩니다. 에너지 생산 공장이 늘어나고, 결론적으로 운동을 할수록 몸이 에너지로 충만해집니다.

아무리 운동해도
혈당이
떨어지지 않을 때

혈당 때문에 고민하는 사람들 중에 꾸준히 걷기를 하거나 일하면서 충분히 몸을 움직이는데도 혈당이 떨어지지 않는다고 하소연하는 경우가 많습니다. 대부분 다음의 두 가지를 지키고 있는데 말이지요.

· 규칙적으로 많이 걷는다.
· 몸을 많이 움직인다.

그럼에도 왜 혈당치가 높을까요? 이유는 간단합니다. 근육을 제대로 사용하지 않기 때문입니다.

제대로 하고 있는지
점검한다

우리가 하는 운동은 크게 유산소 운동과 무산소 운동으로 나뉩니다. 유산소 운동은 충분히 산소를 들이마시면서 체지방을 에너지원으로 삼아 장시간 지속하는 운동입니다. 걷기, 조깅, 수영 등이 대표적이지요.

'집안일이나 회사 업무 등 일상에서 몸을 움직이기'
'걷기처럼 비교적 신체적 부담이 적은 유산소 운동'
'스트레칭과 같은 가벼운 체조'

안타깝지만 이러한 가벼운 유산소 운동으로 혈당을 낮추는 효과를 기대하기는 어렵습니다.

혈당을 낮추려면 어떤 운동이 적합할까요? 여기까지 따라왔다면 짐작하겠지요. 운동으로 당을 소비하고 체내 당의 80퍼센트 이상을 흡수하는 골격근을 강화하는 운동, 바로 무산소 운동입니다.

유산소 운동의 목적이 지방 연소와 심폐 기능 강화라면 무산소 운동의 목적은 근육 강화입니다.

무산소 운동은 산소를 크게 필요로 하지 않으면서 당을 에너지원으로 삼아 단기간 근력을 단련하는 운동입니다. 스쿼트, 팔굽혀 펴기, 복근 운동, 등 근육 운동, 덤벨 등이 대표적이지요.

빨리
걷는다

유산소 운동이라고 혈당을 내리는 효과가 전혀 없다는 말은 아닙니다. 평소 운동 습관이 전혀 없는 사람이 운동을 시작할 때는 부담이 적고 부상 위험도 낮은 유산소 운동이 좋습니다.

다만 당뇨병을 예방하고 싶다면 근육을 튼튼하게 단련해 주는 과정이 필요합니다. 단순히 산책하고 몸을 많이 움직인다고 해서 근육이 발달하지는 않으니까요.

혈당이 높은 사람이 병원을 찾으면 의사는 종종 이렇게 조언합니다.

걷는 속도가 빠를수록 낮아지는 당뇨병 발병률

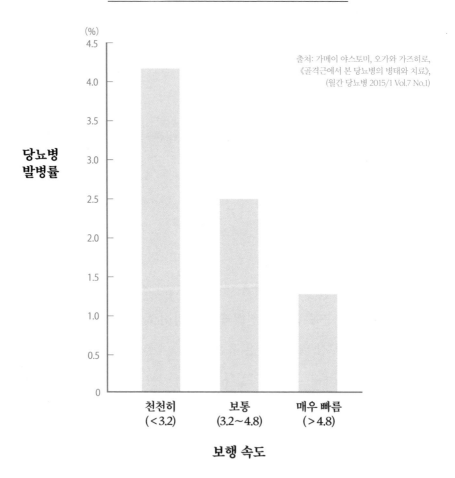

출처: 가메이 야스토미, 오가와 가즈히로,
《골격근에서 본 당뇨병의 병태와 치료》,
(월간 당뇨병 2015/1 Vol.7 No.1)

보행 속도의 차이와 당뇨병 발병률의 관계를 나타낸 그래프.
걷는 속도가 빠를수록 당뇨병 발병 위험이 낮아졌다.
걷는 속도가 느린 사람은 매우 빠른 사람에 비해 발병률이 3배 가까이 높았다.

"되도록 많이 걸으세요."

저라면 여기에 다음의 말을 덧붙이겠습니다.

"천천히 걸으면 효과가 적으니 다소 숨이 찰 만큼 빨리 걸으세요. 그리고 체력이 어느 정도 올라왔다 싶으면 근력 운동을 추가하세요."

알다시피 천천히 걷기는 일상 동작입니다. 이것으로 근육을 강화하는 효과는 기대하기 어렵지요. 하지만 다소 숨이 찰 만큼 빨리 걷거나 계단 또는 오르막길을 올라간다면 허벅지나 종아리 근육이 자극받아 단련됩니다.

혈당을 낮추는 근육을 얻으려면 어떤 운동이 필요한지는 두말할 필요가 없겠지요.

약 없이 혈당을 잡으려면 ————————————————————

혈당을 낮추려면, 당을 소비하고 체내 당의 80퍼센트 이상을 흡수하는 골격근을 강화하는 근력 운동, 즉 무산소 운동이 핵심입니다.

근육이
장수에
미치는 효과

근육이 가져다 주는 건강 효과는 비단 당뇨병 예방만이 아닙니다. 근육이 많을수록 장수한다는 사실도 과학적으로 입증된 바 있습니다.

연구에 따르면, 근육이 적은 사람은 근육이 많은 사람에 비해 고령 남성 사망률은 두 배, 고령 여성 사망률은 두 배 조금 넘게 높았습니다.

근육이 수축하면 당을 흡수해 에너지로 저장합니다. 그런데 근육이 적으면 에너지가 부족하니 매사에 쉽게 피로감을 느끼고 활동량이 감소하겠지요. 이 상태가 지속될수록 몸은 더 나른해져서 움직이지 않게 되는 악순환에 빠질 테고요.

노년에 근육이 적으면 생기는 위험

이것이 다가 아닙니다. 근육을 움직이지 않게 되면 근육이 감싸고 있는 혈관이 경직되어 혈류가 나빠집니다. 이로 인해 혈압이 올라가고 치매 위험이 커지지요.

특히 다리 근육이 약해지면 낙상 위험이 커져 큰 부상으로 이어질 가능성이 높습니다. 근육은 외부 충격을 흡수하고 뼈와 관절, 내장을 보호하는 든든한 갑옷 역할을 합니다. 그런데 근력이 약해지면 길을 가다가도 잘 넘어지고 뼈도 쉽게 다치지요.

근육이 적은 노인이 낙상 사고로 골절이 생기는 바람에 끝내 몸을 회복하지 못하고 누워지내는 경우가 많습니다. 거동이 힘들어져 누워 지내는 기간이 길어질수록 근육은 더욱 약해지고 덩달아 치매 위험도 높아지지요.

수술을 하거나 부상을 당했을 때, 근육이 적은 사람은 그렇지 않은 사람에 비해 회복되는 시간이 더디고 예후(병이 나은 뒤 경과)도 나쁜 편입니다.

　인간은 수술이나 부상으로 몸을 다쳤을 때 근육을 아미노산으로 분해해 손상된 부위를 복구하려는 특성이 있습니다. 근육이 많다면 충분히 회복되겠지만 근육이 적으면 회복이 좀처럼 쉽지 않겠지요.

　'나이가 들면 다친 부위가 잘 낫지 않는다'라는 말을 하는데 이는 대개 근육이 부족해서입니다.

근육이
면역력을 높인다

　근육은 면역력과도 깊은 관련이 있습니다. 체온이 높은 사람일수록 면역력이 높다는 이야기를 들어봤을 것입니다. 근육이 많은 사람은 그렇지 않은 사람에 비해 체온을 유지하기 쉽습니다.

　왜일까요? 근육은 에너지를 연소시켜 발생한 열로 체온을 유지하는 역할을 하는 까닭입니다. 그러니 근육이 많을수록 체온 유지력이 좋겠지요.

　외부에서 침입하는 병원균과 싸우는 림프구는 일정한 체온이 유지되어야 활성화됩니다. 우리가 감기에 걸리면 면역체계가 작동해 체온을 단숨에 높인 다음, 질병과 싸울 전투태세를 갖추는 것과 같지요. 따라서 근육이 많으면 면역력이 높아져서 웬만해서는 병에 잘 걸리지 않습니다. 늘 체온이 일정 온도 이상 유지되니까요.

이제 이해가 될 것입니다. 비만, 당뇨 등 생활 습관에서 나오는 병을 예방하고 질병에 잘 걸리지 않고 상처를 입어도 너끈히 회복할 만큼 체력이 튼튼해지려면 근육은 필수라는 사실을 말입니다.

반대로 말하자면, 당뇨병을 비롯해 비만, 고혈압, 동맥경화, 치매, 우울증, 불면증 등 나이가 들면서 나타나기 쉬운 질환의 뿌리가 같다는 뜻이기도 합니다. 운동 부족으로 인한 근력 저하가 그것이지요.

하루 5분으로
충분하다

여기까지 읽으셨다면, 혈당 조절을 위해 운동은 필수임을 이해했으리라 생각합니다.

중년 이상 독자들 중에는 "운동을 하세요"라는 조언에 한숨부터 나오는 경우도 많을 것입니다. 큰 마음을 먹고 헬스장에 등록했다가 한 달 만에 유령 회원으로 전락하거나, 조깅을 하겠다는 굳은 결심이 날씨나 바쁜 업무 등으로 작심삼일로 끝난 경험이 있지 않나요?

앞서 40대 남성 중 운동 습관이 있는 사람은 고작 18.5퍼센트에 불과하다고 말했습니다. 어찌 보면 납득이 가기도 합니다. 중장년층은 일과 가정에 바빠 따로 시간을 투자하기가 어려운 연령대입니다. 일이나 취미가 아닌 이상, 운동하기 위해 일부러 시간을 내는 일이 여의치 않지요.

하지만 걱정할 필요 없습니다. 당뇨병 예비군에 해당하는 중장년층이라면 이 책에서 소개하는 가토식 체조법을 실천해 보길 바랍니다. 집에서 누구나 쉽게 시작할 수 있으며 단 몇 분만 해도 근육이 튼튼하게 단련되고 혈당이 낮아지는 몸을 만들 수 있습니다. 구체적인 방법은 뒤에서 자세히 소개하겠습니다.

우선 근력 운동과 함께 수반되어야 할 단백질 섭취에 대해서 살펴보겠습니다. 단백질을 등한시한 채로 운동에만 열중하면 오히려 근육이 줄어드는 경우도 있으니 꼭 확인해 보기를 바랍니다.

근육이 많으면 체온을 일정 온도 이상 유지할 수 있습니다. 체온이 높을수록 면역력이 높아지기 때문에 웬만해서는 병에 잘 걸리지 않습니다. 혈당 역시 높은 면역력을 지니면 지치지 않게 낮출 수 있겠지요.

단백질 부족은
우리 몸을
얼마나 망칠까?

운동을 꾸준히 해도 근육이 감소할 때는 바로, 단백질이 부족할 때입니다. 단백질은 인체에서 가장 중요한 영양소입니다. 몸을 움직이는 에너지가 되고 몸을 구성하는 주요 재료가 되기 때문입니다.

그렇다면 우리 몸에서 가장 많은 단백질을 필요로 하는 곳이 어디일까요? 바로 골격근입니다. 인체가 보유한 단백질 중 골격근이 가져가는 비중이 50~70퍼센트에 달한다고 합니다.

그렇게 골격근이 가져간 단백질은 매일매일 분해와 합성을 반복하는데요. 만일 음식으로 섭취하는 단백질이 부족해지면 합성되는 근육보다 분해되는 근육이 많아져 근육이 점점 줄어들겠지요?

근육을 키우는 보디빌더들은 하루에도 몇 번씩 육류나 프로틴(단백질 보충제) 등으로 단백질을 섭취합니다. 고강도 트레이닝으로 파괴된 근섬유를 복구하는 동시에 분해되는 근육보다 합성되는 근육을 늘리기 위해서이지요. 단백질은 근육의 재료가 되니까요.

운동 부족+단백질 부족 =근육 감소 가속화

이처럼 인체의 단백질은 매일매일 분해와 재생을 반복하기에 날마다 일정량의 단백질을 섭취해야 합니다. 만약 외부에서 공급되는 단백질이 부족해지면 우리 몸은 체내에 있는 단백질을 쓰기 시작합니다. 이때 가장 먼저 사용되는 곳이 단백질의 저장고나 다름없는 근육입니다.

먹는 양을 극단적으로 줄이는 방법으로 체중 감량을 하면 체중이 쑥쑥 빠지고 겉으로 보기에도 눈에 띄게 날씬해지므로 얼핏 다이어트에 성공한 듯 보입니다. 그런데 이때 줄어드는 것은 대부분 근육입니다.

그렇게 되면 내장지방은 고스란히 남은 상태에서 근육이 줄어드니 신진대사는 저하되고 체력이 급속히 떨어집니다. 이때 먹는 양을 원래대로 되돌리면 어떻게 될까요? 눈 깜짝할 사이에 체중이 다이어트 전으로 되돌아옵니다. 하지만 이미 근육을 잃은 상태인지라 상대적으로 체지방률은 다이어트 전보다 증가하지요.

제가 식사량을 줄이는 다이어트를 절대 권하지 않는 이유가 여기에 있습니다. 자칫하다간 당뇨병 예비군이 당뇨병으로 발전하는 지름길이 되기 때문입니다.

약 없이 혈당을 잡으려면 ────────────────────

혈당을 식사량을 줄이는 것으로 조절하려고 하면 근육 손실이 가속화됩니다. 혈당을 잡는 근육을 만들려면 단백질이 중요하므로 식사량을 줄이며 단백질 섭취를 줄이면 안 되겠지요.

대다수가
단백질 부족에
시달린다

저는 건강 관련 강연을 할 때면 참석자들에게 이렇게 묻습니다.

"여러분, 단백질을 의식적으로 섭취하고 계십니까?"

참석자들은 일부로 시간을 내면서까지 강연장에 올 만큼 건강에 대한 관심이 높은 편이라 대부분 그렇다고 대답하지요. 하지만 구체적으로 평소 식습관을 물어보면 기준에 부합하는 경우는 의외로 드뭅니다.

'고기를 100그램 먹으면 단백질 100그램을 섭취한 것이다.'

'콩이나 두부를 많이 먹으니 괜찮다.'

이렇게 생각하는 사람들도 적지 않습니다. 결론부터 말하자면 모두 사실이 아닙니다. 먹은 양이 그대로 단백질이 되지도 않을 뿐더러 콩이나 두부처럼 식물성 단백질은 근육을 만들기에는 아미노산이 부족해서 단백질 보충에 그리 효과가 없습니다.

놀랍게도 요즘 가정의 단백질 섭취량은 과거 1950년대와 비슷한 수준입니다.

좋은 식단에 대한 오해

아이러니하게도 과거에 비해 단백질이 부족해진 배경에는 '몸에 좋은 음식을 먹어야 한다'라는 의식이 자리합니다. 사람들이 생각하는 '몸에 좋은 식단'이란 무엇일까요?

대체로 다음과 같을 것입니다.

'식사는 무조건 채소 중심! 육류는 몸에 좋지 않으니 가급적 피한다.'

1인당 1일 단백질 섭취량 연간 추이(총량)

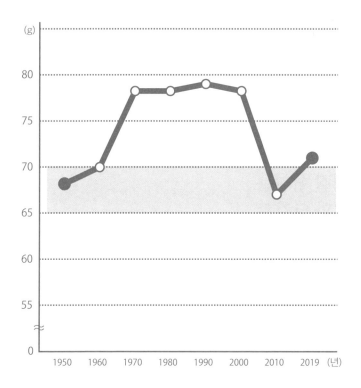

출처: 일본 후생노동성 '국민영양현황', '국민영양조사', '국민건강영양조사'

현대인의 단백질 섭취량은 1950년대와 비슷한 수준이다.

'체중 조절을 위해 야채와 생선 중심의 담백한 식사를 한다.'
'최대한 소금 간을 약하게 한다.'

가령 한 가정의 식사를 담당하는 사람이 이런 생각으로 요리를 한다면, 가족들은 항상 맛이 밋밋한 채소와 생선만 먹게 될 터입니다. 그러면 얼마 안 가서 가족 모두 단백질 부족에 시달리게 될 가능성이 큽니다.

단백질 섭취는 고기와 달걀로

안타깝게도 채소나 생선만으로는 하루에 필요한 단백질을 충분히 섭취하지 못합니다.

단백질에는 고기나 달걀에 들어 있는 동물성 단백질과 채소나 콩에 들어 있는 식물성 단백질로 나뉩니다. 그중 체내에 더욱 효율적으로 흡수되는 단백질은 동물성 단백질입니다.

단백질을 구성하는 아미노산은 총 20가지가 있는데, 여기서 9종류는 체내에서 만들어지지 않으므로 반드시 음식으로 섭취해야 합니다. 이를 '필수 아미노산'이라고 부르는데 동물성 단백질은 필수 아미노산을 풍부하게 함유합니다. 그러므로 고기나 달걀을 먹으면 단백질의 체내 흡수율이 높아져 근육을 키우기에 적합하지요.

생선 역시 동물성 단백질이지만, 고기에 비해 섭취 가능한 부위가 적어 충분한 양을 섭취하기 어렵습니다. 물론 콩이나 채소 같은 식물성 단백질과 비교한다면 필수 아미노산 함량이 높다고 할 수 있지만요.

정리하자면, 근육을 유지하고, 강화하고자 단백질을 섭취한다면 고기와 달걀이 가장 좋고, 그다음으로 생선과 콩이 좋습니다. 채소는 부차적인 재료 정도로 생각하시면 됩니다.

약 없이 혈당을 잡으려면 ————————————————

몸에 좋은 음식을 찾다가 오히려 단백질 섭취량이 떨어지는 경우가 많습니다. 식단에 고기와 달걀 등 동물성 단백질 섭취량을 늘리도록 합니다.

고기는 정말
몸에
나쁠까?

사람들은 흔히 건강한 식단이라고 하면 육식보다 채식을 떠올립니다. 제가 고기를 먹으라고 추천하면 "고기에는 지방이 많아서 몸에 나쁘지 않나요?"라는 대답이 돌아오는 경우가 종종 있지요. 오해도 이런 오해가 없습니다.

최근 연구에 따르면 100세 이상 건강하게 장수하는 노인들은 남녀 모두 평균적인 일본인보다 단백질을 많이 섭취하며, 그중 동물성 단백질 비중이 높았습니다.

요컨대 고기와 달걀, 생선은 건강한 장수를 위한 음식이라는 뜻입니다. 육류는 몸에 나쁜 음식이 아니라 장수 음식에 가깝습니다.

고기를 먹으면 콜레스테롤 수치가 높아질까 봐 걱정하는 사람들도 많은데, 거듭 말하지만 체내 콜레스테롤 수치와 음식으로 섭취하는 지방은 아무런 관계가 없습니다. 체내 콜레스테롤의 80퍼센트는 몸 안에서 합성되며 나머지 20퍼센트만 음식으로 섭취되기 때문입니다. 고기를 먹는다고 콜레스테롤 수치가 급격히 높아질 일은 없으니 안심하고 먹어도 됩니다.

나이가 들면서 고기가 부담스러워졌다면 원인은 운동 부족일 가능성이 큽니다. 평소에 근육을 잘 쓰면 몸 안에서 근육의 분해와 합성이 활발해져서 자연스럽게 몸이 단백질을 원하게 되니까요. 저도 헬스장에서 근력 운동을 하고 나면 고기를 먹고 싶은 생각이 간절해집니다.

만약 고기의 기름기가 부담스럽다면 지방이 적은 살코기나 닭가슴살부터 시작해 보세요. 소고기라면 전골보다 샤브샤브를, 돼지고기라면 돈가스보다 보쌈으로 조리하면 기름기를 줄이면서 담백하게 먹을 수 있습니다.

고기만큼 우수한 단백질 공급원이 바로 계란입니다. 계란은 '완전 영양 식품'이라 불릴 만큼 비타민과 미네랄도 풍부합니다. 계란프라이, 삶은 계란, 계란찜 등 조리법도 다양한 데다 맛도 있고 고기보다 가격도 저렴해 여러모로 고마운 식품입니다.

건강을 위해 평소 동물성 단백질인 고기와 달걀을 충분히 섭취하시기 바랍니다. 구체적인 양과 섭취 방법은 다음 장에서 자세히 알아보겠습니다.

고기와 천천히
친해지는 법

그동안 채식에 익숙해진 사람이라면 갑자기 육류 위주로 식단을 바꾸기가 어려울 것입니다. 자칫 속쓰림, 소화불량, 설사 등이 나타날 수 있으니 조금씩 몸이 고기에 익숙해지는 과정이 필요합니다. 처음에는 무리하지 않는 선에서 동물성 단백질을 추가해 봅시다.

제가 추천하는 방법은 된장국에 반숙 달걀 넣기, 야채 절임에 다진고기 또는 참치 넣기, 샐러드에 생 햄 곁들이기, 야채수프에 삶은 달걀 넣기, 빵에 치즈 얹기 등 가볍게 단백질 토핑을 하는 것입니다. 평소 즐겨 먹던 음식에 단백질을 추가하는 정도라면 고기가 통째로 나오는 것보다 거부감 없이 손이 갈 테지요.

아울러 시중에서 파는 플레인 요거트에 프로틴을 섞어 먹어도 좋습니다.

근력 운동을 하면서 조금씩 동물성 단백질을 곁들이다 보면, 점차 봄이 익숙해져서 어느새 고기가 맛있게 느껴질 것입니다.

약 없이 혈당을 잡으려면 —————————————————

채식이 몸에 좋다고 해서 고기 섭취를 줄이는 경우가 많습니다. 하지만 장수하는 사람들을 조사한 결과 동물성 단백질 섭취량이 높았습니다. 달걀과 고기를 충분히 섭취하기를 추천합니다.

제 3 장

바로
시작하는

혈당 관리
단백질 식단

가토식 식이요법

하루 4끼, 지방이 필요하다?

이번 장에서는 혈당이 내려가는 몸을 만들기 위해 구체적으로 무엇을 해야 하는지 살펴보겠습니다.

우리가 해야 할 일은 단 두 가지, 근력 운동과 단백질 섭취입니다. 그럼 단백질 섭취부터 알아봅시다.

단백질을 섭취하는 포인트는 세 가지입니다. 첫 번째로는 무엇을 섭취할지, 두 번째는 언제 섭취할지, 마지막으로는 얼마나 섭취할지 아는 것입니다.

① 무엇부터 섭취할까?
→ 고기, 달걀, 생선부터

단백질을 섭취하려면 뭐니 뭐니 해도 체내에 흡수되는 비율이 탁월한 동물성 단백질이 가장 좋습니다. 고기를 먹는다면 본인이 선호하는 종류를 선택하면 됩니다.

"그래도 지방이 적은 고기가 더 몸에 좋겠죠?"라는 질문을 종종 받습니다. 국립 암 연구 센터가 일본인 45~74세 남녀 8만 2,000여 명을 대상으로 약 11년 동안 추적 조사한 연구 보고에 따르면, 소기름이나 돼지 기름(라드), 버터 등 포화지방산이 부족하면 혈관이 약해져 뇌출혈이나 뇌경색 등 뇌졸중이 발생할 위험이 높아진다는 결과가 나왔습니다. 그러므로 동물성 지방을 적극적으로 섭취할 필요가 있습니다.

② 언제 섭취할까?
→ 가급적 끼니마다 충분히

눈에 보이지 않지만 우리 몸 안에서 단백질은 끊임없이 분해와 합성을 반복합니다. 건강을 유지하려면 분해와 합성이 균형을 이루어야 하는데 단백질 섭취가 부족해지면 분해만 증가하므로 몸의 균형이 깨지겠지요. 따라서 평소 음식으로 단백질을 자주 보충해서 합성이 잘 이루어지도록 만들 필요가 있습니다.

연령에 따라 차이는 있지만, 하루에 체중 대비 약 0.3퍼센트의 단백질이 교체된다고 합니다. 만일 체중이 60킬로그램이라면 그 0.3퍼센트에 해당하는 180그램의 단백질이 분해 및 합성된다는 뜻입니다. 단백질 보충이 우리 몸에 얼마나 중요한지 짐작할 만한 대목입니다.

가능하면 매 끼니마다 동물성 단백질을 섭취하도록 의식적으로 노력하세요. 라면이나 샌드위치처럼 단백질을 충분히 섭취하기 어려운 식사에는 계란프라이나 삶은 달걀을 곁들여서 단백질을 보충해 줍시다.

③ 얼마나 섭취할까?
→ 체중(킬로그램)×1그램

그렇다면 단백질의 1일 섭취 기준은 어떻게 될까요? 체중이 50킬로그램이라면 단백질은 50그램 이상이며 매일 운동하는 경우라면 체중(킬로그램) × 1.5~2그램이 이상적입니다.

그렇다면 어떤 식재료에 얼마나 단백질이 함유되어 있을까요?

다음의 표를 살펴보겠습니다. 단백질 10그램을 섭취하는데 필요한 적정량이 달걀, 돼지고기, 닭고기, 쇠고기, 참치, 전갱이, 우유 등 식품별로 나와 있습니다. 덧붙이자면, 달걀은 한 개 반, 우유는 한 팩에 해당하는 양입니다. 고기는 손가락으로 엄지와 검지를 동그랗게 만들어서 나올 수 있는 크기의 분량 정도 됩니다.

단백질 10그램을 섭취하는 데 필요한 주요 식재료와 적정량

식품명	필요량
달걀	약 1.5개
돼지고기(살코기, 로스)	약 49그램
닭고기(닭다리, 껍질 포함)	약 58그램
쇠고기(어깨살)	약 71그램
정어리(작은 크기로 1마리, 먹을 수 있는 부분)	약 40그램
참치(황새치)	약 36그램
전갱이(약 반 마리, 먹을 수 있는 부분)	약 39그램
우유	약 300밀리리터

위의 표를 참고해 보고, 이제부터 예시를 들어 식단을 적용한 사례를 살펴보겠습니다.

가능하면 매 끼니마다 동물성 단백질을 섭취하도록 의식적으로 노력하세요. 일반적으로 50킬로그램이 나가는 사람이라면, 체중 × 1그램씩이니 50그램 이상 섭취해야 합니다.

하루에
꼭 먹어야 할
단백질 식단

예컨대 체중이 60킬로그램인 사람은 하루 60그램의 단백질을 섭취해야 합니다. 이때 하루 식단은 다음과 같이 구성할 수 있습니다.

🫘 **아침**: 스크램블 에그(달걀 두 개) → 단백질 14그램

🍗 **점심**: 닭다리 살(한 개·200그램) 구이 → 단백질 34그램

🐟 **저녁**: 정어리(두 마리) 꼬치구이 → 단백질 20그램

1일 총단백질 섭취량 = 68그램

한창 왕성하게 활동할 젊은 남성이라면 문제없이 소화할 양이지만 어느 정도 나이가 들면 이 양도 부담스러울 수 있습니다. 소식하는 사람이나 위가 약한 사람, 노약자 등은 더더욱 그렇겠지요. 요즘은 하루 세 끼를 꼬박 챙겨 먹는 사람도 줄었고요. 이러한 사람들에게는 단백질 보충제나 단백질 강화 식품도 괜찮은 대안입니다.

시중에 다양한 프로틴 제품이 판매 중입니다. 대부분 제품은 한 끼당 단백질 20그램을 섭취하도록 되어 있습니다. 앞에서 제시한 식사량을 반으로 줄이고 프로틴을 하루 2회 추가하면 다음과 같은 식단이 됩니다.

🥚 **아침**: 스크램블 에그(달걀 한 개) → 단백질 7그램

🍗 **점심**: 닭다리(반 개·100그램) 구이 → 단백질 17그램

🐟 **저녁**: 정어리(한 마리) 꼬치구이 → 단백질 10그램

\+ 아침, 저녁 식후 프로틴 → 단백질 20그램×2회=40그램

↓

1일 총단백질 섭취량 = 74그램

이 정도면 식사가 그다지 부담스럽지 않으면서 단백질 섭취량도 늘어나니 일석이조입니다.

고기가 부담스럽다면
대체 식품으로

요즘은 슈퍼나 편의점, 약국 등에서도 프로틴 함유 음료나 프로틴 가공식품을 쉽게 구할 수 있으니 선호하는 종류를 추가해 봅시다. 프로틴도 초코, 베리 등 다양한 맛으로 출시되니 취향에 맞는 맛으로 즐기기 바랍니다.

덧붙이자면 프로틴은 우유를 원료로 한 동물성 단백질인 '웨이 프로틴'과 콩을 원료로 한 식물성 단백질인 '소이 프로틴'으로 나뉩니다. 우리가 단백질을 보충하는 목적은 혈당 조절에 있으므로 동물성 단백질인 웨이 프로틴을 선택해야 합니다.

만일 우유가 몸에 맞지 않는 유당불내증이 있어서 웨이 프로틴이 부담스럽다면 유당을 제거한 'WPC 프로틴'도 있으니 참고하시기 바랍니다.

약 없이 혈당을 잡으려면 ———————————————————

소식가나 위가 약한 사람, 노약자라면 고기를 소화시키기 어려울 것입니다. 이런 사람들에게는 프로틴처럼 단백질 보충제나 단백질 강화 식품도 괜찮은 대안입니다.

알기만 하고
하지 않으면
말짱 도루묵

혈당을 높이지 않으려면 지켜야 할 원칙이 있습니다. 우리가 아주 잘 알고 있지만 지키지 못하는 습관이지요.

'천천히 오래 먹기'

아침 식사를 할 때 우리 몸은 전날 저녁을 마지막으로 장시간 허기진 상태이므로 영양분이 들어오기를 오매불망 기다리는 상태입니다. 이때 음식을 빨리 먹으면 혈당이 급격히 올라가지요.

이렇게 되면 췌장은 혈당을 서둘러 떨어뜨리기 위해 즉시 인슐린을 분비합니다.

식후 짧은 시간 이내에 일어나는 혈당의 급격한 상승과 하강을 '혈당 스파이크'라고 합니다. 고혈당과 저혈당을 롤러코스터처럼 오가는 혈당 스파이크가 자주 반복되면 몸에 큰 부담을 주고 당뇨병 위험도 커집니다.

식후 급격한 혈당 스파이크를 방지하려면 천천히 먹어야 합니다. 시간을 들여 꼭꼭 씹어 먹으면 포만감도 쉽게 느껴지니 비만을 예방하는 효과도 있지요.

1일 3식보다
1일 4식, 5식

빨리 먹기 만큼 한꺼번에 많이 먹기도 급격한 고혈당을 초래합니다. 흔히 '평상시 식사량의 80퍼센트 정도 모자라게 먹기'가 좋다고 하는데 혈당에 황신호가 켜졌다면 50퍼센트 정도가 적당합니다.

한꺼번에 많이 먹는 습관이 있다면, 하루 세끼 양을 똑같이 먹되 식사 횟수를 하루 네 끼나 다섯 끼로 나누어 먹는 편이 좋습니다.

점심과 저녁 사이에 공복이 길어지면 저녁 때 폭식하기 쉽지요.

이를 방지하려면 오후 3시쯤 간단하게 간식을 먹는 방법도 괜찮습니다. 저는 슈크림이나 달콤한 카페오레 등을 간식으로 종종 먹는데요. 그러면 뇌에 포도당이 공급되어 머리가 맑아지고 피로가 한결 풀립니다. 덕분에 오후 업무 효율도 올라가지요.

약 없이 혈당을 잡으려면 ———————————————————————————

식후 급격한 혈당 스파이크를 방지하려면 천천히 먹어야 합니다. 시간을 들여 꼭꼭 씹어 먹으면 포만감도 쉽게 느껴지니 비만을 예방하는 효과도 있지요.

혈당 스파이크를
억제하는
마법의 음료

의외라고 생각할지 모르지만, 하루에 커피를 서너 잔 마시는 일도 고혈당을 방지하는 데 도움이 됩니다.

2009년에 국립국제의료연구센터가 40~69세 일본인 약 5만 6,000명을 대상으로 10년 동안 추적 조사한 결과를 발표했습니다. 이에 따르면 커피를 하루 서너 잔 마시는 사람과 거의 마시지 않는 사람 중 전자의 당뇨병 발병 위험은 후자보다 남성이 17퍼센트, 여성이 38퍼센트 낮았습니다. 참고로 홍차나 우롱차를 마시는 사람에게는 이런 경향이 나타나지 않았지요. 최근에는 커피가 인슐린 저항성을 개선한다는 연구 결과도 나왔습니다.

　버지니아 커먼웰스 대학과 준텐도 대학의 공동 연구팀에 따르면, 인위적으로 비알코올성 지방간염(NASH)에 걸리게 한 쥐에게 커피가 든 먹이를 주었더니 간세포 염증을 나타내는 수치가 현저하게 낮아진 동시에 인슐린 저항성이 개선되었습니다. 참고로 지방간은 인슐린 저항성을 유발하는 주요 요인이기에 제2형 당뇨병과 동반되는 경우가 많습니다.

커피와 녹차 속 당 분해 효소

　그렇다면 왜 이런 효과가 나타났을까요? 90년 전통을 자랑하는 일본 커피 회사 우에시마 커피(UCC)의 연구가 참고할 만합니다.

　2010년에 우에시마가 국제 커피 과학 회의에서 발표한 연구에 따르면, 커피 원두에 함유된 폴리페놀의 일종인 '클로로겐산'이 식후 혈당 상승을 억제한다고 합니다.

　클로로겐산은 당 분해효소와 포도당 장내 흡수를 억제하는 작용을 한다고 알려져 있지요. 그 밖에도 다양한 연구 결과를 통해 커피에는 인슐린 저항성을 개선하고 당뇨병 발병 위험을 낮추는 효과가 입증되고 있습니다.

당뇨병을 개선하는 데 효과적인 또 다른 음료는 바로, 녹차입니다. 녹차에 함유된 '카테킨'은 지방 흡수를 억제하고 혈중 콜레스테롤 수치를 낮춥니다. 항바이러스, 살균, 항균 작용 등 다양한 건강 효능은 우리가 흔히 아는 사실이지요. 거기에 더해 당뇨병을 개선하고 예방하는 효과도 있다고 밝혀졌습니다.

인슐린의 효과를 약화시키는 단백질인 '셀레노 프로틴P'는 체내에 증가하면 당뇨병을 악화시킵니다. 도호쿠대학과 도시샤대학의 공동 연구팀에 따르면, 녹차에 함유된 카테킨은 셀레노 프로틴P의 증가를 막아 당뇨병 악화를 방지하는 효과가 있었습니다. 그러니 평소에 혈당이 걱정된다면 식후 커피나 녹차를 한 잔씩 마시는 습관을 들이기를 바랍니다.

식전에는
식초 칵테일

저는 평소 커피와 녹차를 즐겨 마십니다. 딱히 혈당 관리를 위해서 마시는 것은 아니고, 혈당 관리를 위해 마시는 음료는 따로 있습니다. 바로, 식초 칵테일입니다.

노트르담 세이신여자대학과 구라시키 중앙 병원의 연구팀에 따르면, 커피나 녹차처럼 식초도 식후 혈당 상승을 억제하는 효과가 있다고 합니다. 그래서 저는 식전이나 식사 중에 식초를 탄 물을 자주 마시는 편입니다. 초무침 같은 요리에 식초를 곁들이는 것도 좋지만 제대로 효과를 보려면 한 큰술 정도를 섭취해야 합니다.

아무래도 한꺼번에 마시는 편이 가장 좋지만 식초를 그대로 마시기는 어렵지요. 그래서 저는 식초 칵테일을 만들어 식전주처럼 마십니다.

혈당 상승을 억제하는 저만의 식초 칵테일 만드는 법을 알려 주겠습니다. 먼저, 오렌지 주스 한 컵을 유리컵에 담습니다. 그리고 식초 한 큰술을 넣고 취향에 따라 후추를 조금 넣어 잘 젓습니다. 그러면 완성입니다. 상큼한 신맛과 주스의 단맛이 어우러져 식욕을 돋우는 효과도 있으니 혈당이 걱정되는 사람이라면 꼭 시도해 보기 바랍니다.

약 없이 혈당을 잡으려면 —————————————————

식후 커피와 녹차, 식전에는 식초 칵테일을 마시는 습관을 들이면 혈당을 잡는 데 많은 도움이 됩니다.

혈당을
낮추는
맛있는 음식

고혈당을 방지하는 경구용 혈당 강하제로는 인슐린 분비를 촉진하거나, 인슐린 효과를 향상시키거나, 당질의 흡수 및 배설을 조절하는 등 몇 가지 종류가 있습니다.

경구용 혈당 강하제의 경우, 장기간 복용으로 인한 부작용이 전혀 없지는 않습니다. 그 때문에 당뇨병 예비군이라면 약물 치료를 선택하기 전에 운동과 식이요법으로 먼저 혈당을 조절해 보기를 적극 권장합니다. 궁극적으로는 건강을 위해 더 바람직한 선택이라고 생각합니다.

식이요법 중 하나로 혈당 상승을 억제하는 식품을 섭취해 보는 것도 좋습니다.

카카오 함유량이 높은 초콜릿

혈당 강하 효과가 좋은 식품으로 가장 유명한 것은 초콜릿입니다. 원재료인 코코아콩에 함유된 '카카오 폴리페놀'이 인슐린 저항성을 개선한다고 알려져 있지요.

다만 모든 초콜릿이 다 그렇다는 얘기는 아닙니다. 효과가 확인된 초콜릿은 카카오 함유 70퍼센트 이상인 다크 초콜릿뿐입니다.

카카오 폴리페놀은 혈당을 낮추는 효과 이외에도 혈관을 확장시켜 혈압을 낮추고 항산화력으로 혈관을 보호해 동맥경화를 예방하는 효과도 기대할 수 있습니다.

초콜릿은 커피와 환상적인 궁합을 자랑하니 오후에 마시는 커피에 다크 초콜릿을 곁들여도 좋겠습니다.

폴리감마글루탐산이
담긴 낫또

낫또에도 혈당 상승을 억제하는 효과가 있습니다. 낫또 특유의
끈적끈적한 성분인 '폴리감마글루탐산'이 혈당을 낮추는 역할을 합
니다. 최근에는 폴리감마글루탐산 함량을 높인 낫또 개발에 주력
하는 식품업체도 등장했습니다.

더군다나 낫또에 풍부하게 함유된 식이섬유도 혈당 상승을 억제
하는 기능을 강화한다고 합니다.

낫또에 날달걀을 곁들인다면 '혈당 강하 작용'과 '단백질 강화'를
모두 충족하는 그야말로 최고의 당뇨 예방 식단이 완성됩니다. 아
침은 혈당이 급하게 올라가기 쉬운 시간인 만큼 아침 식사로 추천
합니다.

불포화지방산이 풍부한
올리브유

올리브유도 혈당 상승을 억제하는 데 효과가 좋습니다. 이탈리아
에서 진행된 연구에 따르면, 빵에 올리브유, 버터, 옥수수유를 각각
발라서 섭취한 뒤 혈당 변화를 조사했더니 올리브유의 혈당 변화

가 가장 완만한 것으로 나타났습니다. 다음으로 옥수수유가 혈당 상승을 억제하는 효과가 있었고 버터는 혈당 상승의 정점을 다소 늦추는 정도였습니다.

유지류가 당질의 흡수를 늦춘다는 사실은 널리 알려졌지만 그중에서도 올리브유에서 그 효과가 가장 두드러졌습니다.

올리브유에는 '올레인산'이라는 불포화지방산이 풍부하게 함유되어 있습니다. 최근 연구에 따르면 올레인산이 많이 함유된 음식을 먹으면 제2형 당뇨병 위험이 낮아지는 것으로 밝혀졌습니다.

올리브유는 요리에 사용하는 것은 물론 빵에 찍어 먹거나 샐러드나 파스타에 소스처럼 뿌려 먹는 등 다양한 형태로 즐길 수 있다는 장점이 있습니다. 맛도 좋거니와 혈당 조절에도 도움이 되니 꼭 식단에 활용해 보시기 바랍니다.

약 없이 혈당을 잡으려면 ─────────────────────── ♡

혈당을 내리는 데 좋은 음식은 초콜릿, 낫또, 올리브유 이외에 견과류, 콩, 치즈, 와인도 있습니다.

제4장

하루 5분, 당을

흡수하는 근육 만들기

가토식 체조법

운동 전에
알아야 할
혈당 진단법

이제부터는 운동 요법에 대해 알아보겠습니다. 시작하기 전에, 내 몸은 혈당 강하 작용을 하는 능력이 얼마나 되는지부터 확인해 봅시다.

다음에 나오는 혈당 강화 작용 자가 검사법을 확인해 보세요. 내 몸이 스스로 혈당을 얼마나 낮출 수 있는지 확인하는 지표입니다. 내 몸 상태가 어떤지 하나씩 읽어 보며 표시해 보길 바랍니다.

혈당 강하 작용 자가 검사법

	엎드려뻗친 상태에서 양손과 양발을 바닥에서 들어 올린 채로 10초 이상 유지하지 못한다.
	스쿼트를 10회 연속으로 하지 못한다.
	대중교통을 이용할 때 계단을 피하고 에스컬레이터나 엘리베이터를 찾는다.
	한 번 눕거나 앉으면 좀처럼 움직이지 않는다.
	평소 체온이 낮고 냉증이 있다.
	감기에 걸리면 오래 간다.
	매사에 의욕이 없고 몸이 노곤하다.
	손톱이 갈라지거나 울퉁불퉁하다.
	피부가 건조하다.
	위장이 약해 자주 배탈이 난다.

그럼, 하나씩 어떤 의미인지 확인해 보겠습니다.

전반부의 다섯 가지는 근육 부족을, 후반부의 다섯 가지는 단백질 부족으로 나타나는 전형적인 특징입니다. 표시한 갯수가 많을수록 우리 몸이 본래 가진 혈당 강하 작용이 제대로 작동하지 않고 있다고 보시면 됩니다.

표시가 하나도 안 나온 사람이라면 안심하고 지금처럼 생활하세요. 두 개가 나왔다면 황신호, 세 개 이상이면 적신호가 켜진 상태이므로 혈당치에 문제가 있을 가능성이 높습니다.

황신호나 적신호에 해당되는 사람은 다음에 소개하는 가토식 체조를 시작해 보시기 바랍니다.

몸의 큰 근육을
키워서
혈당을 내리는 법

인체에서 혈당을 가장 많이 소비하는 근육을 강화하면 혈당치는 저절로 내려갑니다.

그런데 근육을 강화하기 위해서는 어느 정도 힘이 들어가야 합니다. 작은 근육보다 큰 근육을 단련해야 혈당을 낮추는 데 더욱 효과적입니다.

가토식 체조의 원칙을 정리하면 다음과 같습니다.

① 주요 강화 부위는
다리, 엉덩이

인체 근육의 70퍼센트는 하체에 집중되어 있습니다. 그중에서 가장 큰 근육은 다리 앞쪽에 있는 대퇴사두근이며 두 번째로 큰 근육은 엉덩이에 있는 대둔근과 등에 있는 광배근입니다.

가토식 체조는 이 세 가지 근육을 중점적으로 단련합니다. 아울러 허벅지 뒤쪽 햄스트링과 어깨 주변 근육들도 튼튼해지는 효과가 있습니다.

② 체조는
식전에

혈당치는 통상 식후 1시간 뒤에 정점을 찍습니다. 이 수치를 최대한 낮추려면 식전에 체조를 해야 바람직합니다. 구체적인 과정은 다음과 같습니다.

식전에 미리 근육을 충분히 움직여 근육에 쌓인 혈당을 어느 정도 소모해 놓습니다. 그렇게 되면 근육이 혈당을 받아들이는 통로를 열어도 식후에 혈당이 급격히 상승하는 일을 어느 정도 막을 수 있지요.

③ 총시간은
5분 이내로

혈당을 낮추기 위한 체조에 많은 시간을 할애할 필요는 없습니다. 근육에 충분한 힘이 들어가기만 해도 소기의 목적을 달성하는 셈이니까요. 효율적으로 근육에 부담을 주는 데는 단 5분으로도 충분합니다.

하루하루 바쁜 현대인들은 운동에 많은 시간을 내기 어렵습니다. 장기간 소요되는 일을 습관화하려면 웬만한 의지로는 어림도 없지요. 정말 좋아서 하는 일이 아니면 작심삼일에 그치기 십상입니다. 양치질이나 목욕처럼 일상에서 당연하게 지속하는 습관을 만들려면 짧은 시간에 가능해야 합니다.

여기서 소개하는 가토식 체조는 하루 단 5분, 근육에 무리가 가지 않는 프로그램부터 시작합니다.

혈당을 낮추려면 매일 스쿼트를 꾸준히 하는 것으로도 효과를 기대할 수 있습니다. 처음에는 '초, 횟수, 세트를 점차 늘리기'를 목표로 하세요. 이를 습관화하면 자신도 모르는 사이에 '혈당이 잘 내려가는 몸'으로 변해갈 것입니다.

적은 횟수로 시작해도 좋습니다. 어쩌다 생각나서 열심히 하기보다 매일 부담 없는 강도로 꾸준히 하기가 중요합니다.

이제부터 소개하는 체조를 모두 완벽하게 연습하기가 버거운 사람도 있을 것입니다. 그럴 때는 부담되지 않는 선에서 시작하시기 바랍니다.

다리를 1센티미터만 올려도 괜찮습니다. 운동 자세를 단 몇 초만 유지해도 괜찮습니다. 어쨌든 매일 꾸준히 하세요. 일반적으로 운동 효과는 이틀을 넘지 않습니다. 모처럼 열심히 운동했는데 도중에 쉬어버리면 그동안 노력이 헛수고가 되고 맙니다.

양치질처럼 매일 자동으로 몸이 움직이는 일과가 된다면 대성공입니다. 계속하다 보면 다리를 올리는 높이가 1밀리미터 올라가고 유지하는 시간도 1초씩 길어집니다. 이런 식으로 점차 강도, 시간, 횟수를 늘려가세요. 그러다 보면 혈당치는 덩달아 개선되어 갈 것입니다.

가토식
체조

    한 번만 해도 다리와 허리, 등처럼 큰 근육에 확실히 부담을 주는 프로그램입니다. 체조의 종류는 총 네 가지로 소요 시간은 약 5분입니다.

    참고로 체조는 식전에 해야 식후 혈당 조절에 효과적입니다. 지금까지 운동 습관이 없던 사람, 체조 1~4를 한꺼번에 이어서 하기 어려운 사람이라면 욕심낼 필요 없습니다. '체조 1~4를 하루 동안 해내기'를 목표로 시작해 봅시다.

아침 식사 전

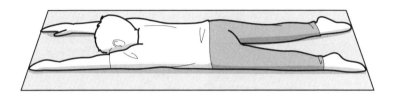

체조 1.

1분 슈퍼맨 → 1분 동안 하기 힘들면 횟수를 나눠서 10초씩 휴식
을 취하면서 총 1분을 채운다.

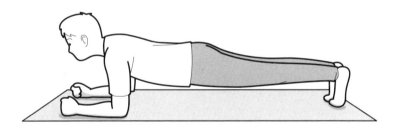

체조 2.

1분 플랭크 → 1분 동안 하기 힘들면 횟수를 나눠서 10초씩 휴식
을 취하면서 총 1분을 채운다.

점심 식사 전

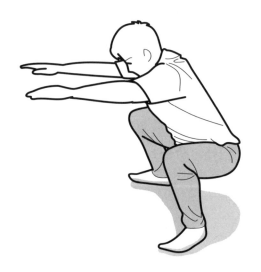

체조 3.

풀 스쿼트 → 앉았다 일어났다 동작을 10회 총 3번을 한다. 힘들면 5회당 20초씩 쉬면서 총 4세트를 채운다.

저녁 식사 전

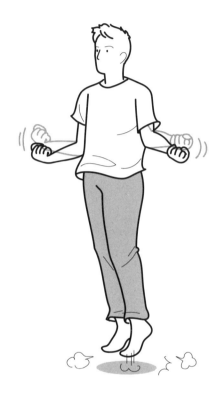

체조 4.

에어 줄넘기 → 마치 줄넘기가 있다는 느낌으로 1분 동안 제자리에서 팔을 돌리며 뛴다. 힘들면 30초를 2회씩 나눠서 한다.

체조 1.
1분 슈퍼맨

몸 뒤쪽 큰 근육을 단련하는 운동입니다. 엉덩이 근육 대둔근, 등 근육 광배근, 자세를 유지하는 근육 척추 기립근, 허벅지 뒤쪽 근육 햄스트링, 목 아래에서 어깨까지 이어지는 승모근까지 한꺼번에 단련합니다.

신진대사 증진뿐만 아니라 구부정한 자세와 앞 어깨 형태를 개선해 바르고 곧은 자세를 만드는 효율성 높은 체조입니다.

다음과 같이 따라 해 보세요.

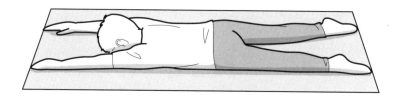

① 바닥에 엎드려 양손은 머리 위로, 양발은 뒤로 뻗는다. 팔다리는 각각 어깨너비보다 약간 넓게 벌린다.

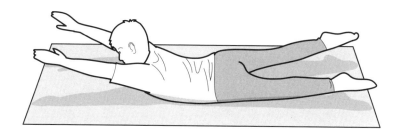

② 양손과 양발을 바닥에서 천천히 들어 올린다. 얼굴은 자연스럽게 아래로 향한다. 한계치까지 올렸으면 그대로 호흡하며 1분 동안 유지한다.

주의! 팔다리를 들어 올릴 때 반동을 주지 마세요. 자칫 허리를 다칠 위험이 있습니다. 올라가는 지점까지 천천히 들어 올립니다.

▶체조 ①~②를 1분 동안 할 수 없다면?

　5초 동안 해도 괜찮습니다. 매일 1초씩, 1주일마다 10초씩 늘려가세요.

체조 2.
1분 플랭크

몸 앞쪽 근육을 한꺼번에 단련하는 체조입니다. 배의 중심부에 있는 복직근, 겨드랑이로 퍼지는 복사근 등 복부와 흉부를 지탱하는 근육에 자극을 줍니다.

신진대사 증진과 더불어 복부 수축, 자세 유지, 요통 예방에 효과적인 운동입니다.

다음과 같이 따라 해 보세요.

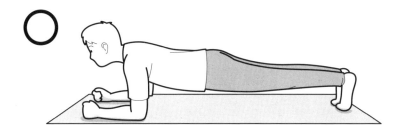

① 바닥에 엎드려 팔꿈치를 어깨 바로 아래에 대고 팔뚝은 바닥
에 놓는다. 다리를 뒤로 뻗어 발가락 끝으로 지탱하도록 몸을
바닥에서 들어 올린다. 머리부터 발뒤꿈치까지 일직선이 되
도록 자세를 취한다. 자연 호흡을 하면서 1분 동안 유지한다.

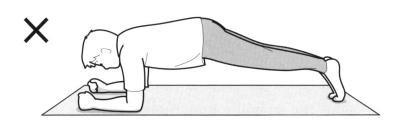

주의! 등이나 허리가 구부러지거나 엉덩이가 올라가지 않도록 주의합
니다.

체조 3.
1분 풀 스쿼트

웅크렸다 일어서는 동작을 반복하는 체조입니다. 근력을 키우는 운동을 할 때 가장 쉽고 큰 효과를 기대할 수 있습니다. 허벅지 앞쪽의 대퇴사두근, 넓적다리 뒤쪽 햄스트링, 엉덩이 대둔근 등 큰 근육이 단련되어 신진대사가 활발해집니다.

매일 꾸준히 하면 신체 능력이 향상되어 건강하고 활기찬 생활을 보낼 수 있습니다. 체중 감량 효과는 덤이지요.

다음과 같이 따라 해 보세요.

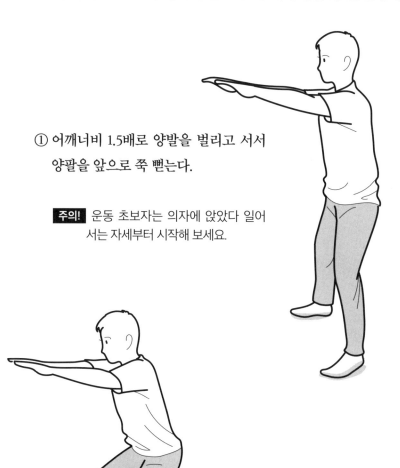

① 어깨너비 1.5배로 양발을 벌리고 서서
양팔을 앞으로 쭉 뻗는다.

주의! 운동 초보자는 의자에 앉았다 일어
서는 자세부터 시작해 보세요.

② 상체를 천천히 내린다. 이때 무
릎이 발끝보다 앞으로 나가지
않도록 주의한다.

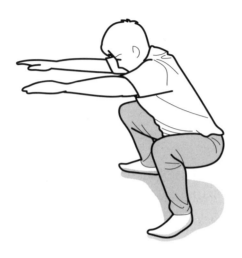

③ 배와 허벅지가 붙을 때까지 쭈그리고 앉았다가 천천히 일어
　나 ①의 자세로 돌아간다.

④ ①~③을 10회 반복한다. 10회가 가능해지면 2세트, 3세트로
점차 횟수를 늘려 나간다.

▶체조 ③을 10회 하기 힘들다면?
　1회만 해도 괜찮습니다. 일주일에 1회씩 더하면서 10회를 목표로 해 봅
　시다.

체조 4.
1분 투명 줄넘기

마지막으로 투명 줄넘기입니다. 줄넘기는 심폐 기능을 강화하는 대표적인 유산소 운동이지만 하체 근력을 강화하는 탁월한 전신 운동이기도 하지요.

양발로 힘차게 뛰면 허벅지, 종아리, 엉덩이 근육을 단련하는 효과가 있습니다. 또한, 상반신 자세를 바르게 유지하며 뛰기 때문에 몸통 주변 근육에도 적당한 자극을 주지요. 줄을 돌리는 동작을 추가하면 팔과 어깨 운동에도 효과 만점입니다.

다음과 같이 따라 해 보세요.

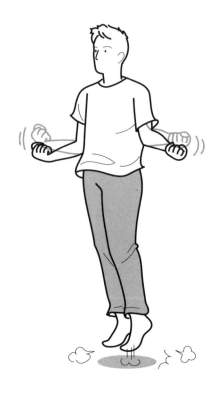

① 줄넘기를 하듯 줄을 돌리는 동작을 하면서 양발로 빠르게 제
자리 뛰는 동작을 1분 동안 실시한다.

주의! 무릎이나 허리에 통증이 있는 사람, 혈압이 180 이상인 사람에게
는 적합하지 않습니다. 비만인 또한 관절을 다칠 위험이 있으니
삼가세요.

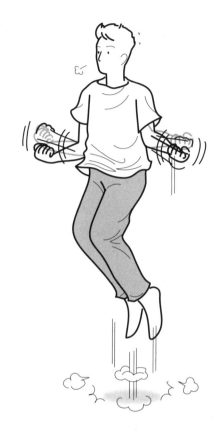

② 익숙해지면 더 높이 제자리 뛰기를 해 본다.

▶체조 ④를 1분 동안 하기 힘들다면?

일주일에 10초씩 더하면서 1분을 목표로 해 봅시다.

제5장

어려운
혈당 검사

한눈에
알아보기

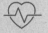

당뇨병 예비군이
꼭 알아야 할
수치와 항목

직장인이라면 대개 1년에 한 번 회사 규정으로 건강 검진을 받습니다. 그렇지 않더라도 국민건강보험에 가입되어 있다면 건강 검진을 받을 것입니다.

병원마다 다소 차이는 있으나 건강 검진은 흔히 문진, 진찰, 신체 측정, 혈압 측정, 소변 검사, 혈액 검사로 이루어지며 심전도, 안저 검사, 빈혈 검사, 혈청 크레아틴 검사 등이 추가되기도 합니다.

이번 장에서는 여러 건강 검사 중에서 당뇨병 예비군이 주의해야 할 항목과 수치를 살펴보겠습니다.

체크 항목 1.
혈당치

정상 범위: 공복 시 혈당치: 70~109㎎/dL, 식후 혈당치: 140㎎/dL 미만
검사 방법: 혈액 검사

이 책을 펼친 사람이라면 아마도 이 항목에서 '재검사' 표시가 떠서 걱정인 경우가 많을 것입니다. 혈액 속 포도당 농도를 나타내는 혈당치가 위 정상 범위에서 벗어나면 재검사가 필요합니다.

그러나 혈당치는 검사하기 전에 했던 식사나 운동량에 따라 변동이 심하고, 분 단위로 변하는 경우도 종종 있습니다. 혈당치를 정확하게 파악하는 지표로 당화혈색소(HbA1c)라는 검사를 활용합니다.

체크 항목 2.
당화혈색소(HbA1c)

기준치: 4.6~6.2퍼센트
검사 방법: 혈액 검사

적혈구 내 단백질의 일종인 헤모글로빈(Hb)은 산소와 결합해 전

신 세포에 산소를 보냅니다. 혈당치가 높으면 헤모글로빈이 혈액 중의 포도당과 결합하는데 이를 당화혈색소라고 하지요.

이 검사는 혈액 검사로 당화혈색소 비율을 측정해 백분율로 나타낸 것입니다. 이 수치는 대개 과거 1~2개월 동안 평균 혈당치를 반영하기 때문에 검사 직전에 어떤 운동을 하고 어떤 음식을 먹었든 측정 값이 변하지 않습니다. 그러므로 장기적인 혈당 조절 추세를 알고 싶다면 단기적으로 변동이 심한 혈당치보다 당화혈색소 수치가 더 정확합니다.

체크 항목 3.
총단백질(TP), 알부민(ALB)

총단백질 기준치: 6.5~7.9g/dL
알부민 기준치: 3.9g/dL 이상
검사 방법: 혈액 검사

총단백질(Total Protein)과 간에서 만들어지는 단백질인 알부민(Albumin)은 단백질이 부족한지 여부를 파악하는 지표가 됩니다.

두 가지 모두 또는 둘 중 한 가지라도 낮으면 단백질을 합성하는 능력이 떨어졌다는 신호입니다. 식단으로 섭취하는 단백질량이 부족하거나 소변으로 배출되는 단백질량이 많다는 뜻이지요.

소변에 단백질이 다량 배출되는 질환인 '네프로제 증후군'의 경우, 부종, 만성피로, 거품뇨 등의 증상을 동반하며 혈액 속의 단백질량이 비정상적으로 낮아지는 '저단백혈증'으로 진행됩니다.

당뇨병은 네프로제증후군에 걸리는 원인 중 하나이므로 당뇨병 예비군이라면 반드시 이 항목을 확인해야 합니다.

체크 항목 4.
AST(GOT), ALT(GPT), 감마(γ)-GTP

AST 기준치: 13~30U/L,
ALT 기준치: 10~42U/L
감마-GTP 기준치 : 남성 18~25U/L, 여성 12~22U/L
검사 방법: 혈액 검사

세 가지는 간 기능 상태를 파악하기 위해 필수적으로 검사하는 항목입니다.

AST와 ALT는 간에 다량으로 존재하는 효소로 아미노산 대사에 관여합니다. AST는 간, 심장, 골격근에 많고 ALT는 간에 특히 많이 함유되어 있습니다.

만일 간이 망가지면 두 가지 모두 혈액 속으로 새어 나오기 때문에 혈액 검사에서 높은 수치를 보입니다. 수치가 기준치를 초과했다면 간경변, 간암, 지방간 등을 의심해야 합니다.

간혹 AST는 낮은데 ALT가 높은 경우가 있는데 이는 간에 염증이 있다는 신호입니다. 다시 말해 지방간일 가능성이 높습니다.

두 가지가 모두 낮다면 단백질 부족을 의심해 볼 수 있지요.

감마-GTP는 주로 간을 해독하는 효소로 단백질을 분해하고 합성하는 작용을 합니다. 알코올에 반응하기 쉽고 술을 많이 마시면 높아집니다. 평소 술을 자주 마시는 사람이라면 이 항목을 눈여겨볼 필요가 있습니다. 과음으로 수치가 상승하는 사실은 널리 알려졌지만, 과도한 스트레스로 수치가 상승하기도 합니다.

반대로 수치가 너무 낮으면 단백질이 부족하다는 뜻입니다. 단백질 합성에 사용되는 효소가 적다는 말은 곧 단백질이 새로 만들어지지 않는다는 이야기이니까요.

앞서 내장지방이 인슐린 저항성을 악화시켜 당뇨병 발병의 요인이 된다고 했습니다. 지방간은 운동 부족과 근육 부족으로 충분히 소비되지 못한 당이 간에 내장지방으로 쌓이면서 발생합니다. 그 결과 인슐린 저항성이 생겨 당뇨병 위험이 올라가지요.

당뇨병 예비군이 간 기능 수치를 필수로 확인해야 하는 이유입니다.

약 없이 혈당을 잡으려면 ———————————————

감마-GTP는 주로 간을 해독하는 효소로 단백질을 분해하고 합성하는 작용을 합니다. 과음으로 이 수치가 상승하기도 하지만, 과도한 스트레스로 수치가 상승하기도 합니다.

혈액 검사에서 눈여겨 볼 지표

체크 항목 5.
혈중 요소질소(BUN), 크레아틴(Cr)

혈중 요소질소 기준치: 8~20mg/dL
크레아틴 기준치: 남성 1.2mg/dL 이하, 여성 1.0mg/dL 이하
검사 방법: 혈액 검사

신장의 기능을 파악하는 검사 항목으로 혈중 요소질소(BUN)와
크레아틴(Cr)이 있습니다.

혈중 요소질소는 음식으로 섭취한 단백질이나 체내 단백질이 분해된 뒤 남은 노폐물을 말합니다. 신장 기능이 저하되면 이 노폐물이 원활하게 배설되지 않으므로 신장 기능을 측정하는 지표로 사용됩니다.

수치가 기준치 이하일 경우 단백질이 심각하게 부족할 가능성이 큽니다. 노폐물이 적다는 뜻은 그만큼 체내 단백질이 적다는 말이니까요.

저에게 진료받았던 한 여성은 혈중요소질소가 8㎎ 이하로 극도로 단백질이 부족한 상태였습니다. 평소 식생활을 물어 보니 단식이나 절식을 하진 않지만 식습관이 불규칙하고 끼니마다 고기나 계란을 먹지는 않는다고 하더군요.

예상대로 그 환자는 당뇨를 앓는 중이었고 식이 요법과 운동을 동시에 시작했습니다. 처음에는 스쿼트를 한 번 하기도 버거워했습니다. 무릎에 통증이 있어 급한 대로 의자 등받이를 잡고 무릎을 조금만 구부렸다 펴는 동작을 매일 연습했지요.

2주일이 지나니 스쿼트를 꽤 깊숙이 할 수 있을 정도가 되었습니다. 운동을 꾸준히 하니 몸이 변하는 놀라운 순간이었습니다.

두 번째 항목인 크레아틴은 근육에 포함된 단백질의 노폐물입니다. 신장 기능이 저하되면 소변에 크레아틴양이 감소하는 반면, 혈중 크레아틴은 증가하므로 만성신장염이나 신부전을 의심해야 합니다.

앞에서 말했듯 당뇨병 3대 합병증 중 하나가 당뇨병 신증입니다. 신장 기능 저하는 당뇨병의 징후일 수 있으니 당뇨병 조기 발견을 위해서라도 혈중 요소질소와 크레아틴을 꼭 확인하기 바랍니다.

체크 항목 6.
사구체여과율(eGFR)

기준치: 60 이상
검사 방법: 혈액 검사

신장의 노폐물을 거르는 필터가 1분 동안 처리하는 혈액량을 측정한 수치로 신장의 여과 기능을 보여 주는 항목입니다. 90 이상이면 정상 수치이고, 60 미만이면 의사의 지도가 필요하며, 15 미만이면 신부전으로 진단되어 투석 치료가 필요합니다.

당뇨병은 신장 기능 저하가 원인이므로 수치가 떨어지면 재검사를 할 필요가 있습니다.

체크 항목 7.
총콜레스테롤(T-CHO), 중성지방

총콜레스테롤 기준치: 120~220mg/dL
중성지방 기준치: 149mg/dL 이하
고밀도(HDL) **콜레스테롤 기준치:** 40 mg/dL 이상
저밀도(LDL) **콜레스테롤 기준치:** 139mg/dL 이하
검사 방법: 혈액 검사

콜레스테롤은 몸의 모든 세포막과 혈관 벽을 구성하는 재료가 됩니다. 콜레스테롤 종류는 중성지방, 고밀도 콜레스테롤, 저밀도 콜레스테롤로 나뉘며 세 가지를 합산한 수치를 총콜레스테롤이라 부르지요. 이 수치가 높다는 것은 콜레스테롤이 체내에서 원활히 사용되지 않으며 재생되는 세포가 적음을 의미합니다. 평소 운동이 부족한 사람은 총콜레스테롤이 높은 경우가 많지요.

반대로 수치가 낮으면 간경화나 간염 등 간에 이상이 생겼을 가능성을 의심해 볼 수 있습니다.

중성지방은 혈액 속에 존재하는 지방으로 우리가 활동하는 데 필요한 에너지가 되는 물질입니다. 참고로 체지방이란 우리 몸에 축적된 지방을 말합니다.

중성지방이 너무 높다면 지방산이 에너지로 남아 있다는 뜻이므로 운동 부족일 가능성이 높습니다. 지방산이 그대로 남아 체내에 쌓이면 동맥경화나 고지혈증과 같은 질환이 발생하기 쉽습니다.

중성지방처럼 혈중 지방인 저밀도 콜레스테롤은 간에서 저장된 콜레스테롤을 전신으로 운반하는 역할을 합니다. 고밀도 콜레스테롤은 체내에서 사용되지 않은 콜레스테롤을 회수해서 혈관의 통로를 깨끗하게 만들어 주지요. 따라서 고밀도 콜레스테롤 수치가 지나치게 낮으면 몸에 적신호가 켜진 것입니다.

지방은 우리 몸에 중요한 영양소이지만 사용되지 않은 채 쌓이면 혈관의 흐름이 악화되는 부작용이 있습니다.

최고의 해결책은 운동입니다. 앞에서 소개한 체조를 습관화해 수치를 조절하도록 노력합시다.

약 없이 혈당을 잡으려면

중성지방이 너무 높다면 지방산이 에너지로 남아 있다는 뜻이므로 운동 부족일 가능성이 높습니다. 지방산이 그대로 남아 체내에 쌓이면 동맥경화나 고지혈증과 같은 질환을 발생하기 쉽습니다.

건강 투자야말로
인생 최고의
투자

지금까지 알려드린 항목은 일반적인 항목이지만, 여러분이 받는 건강 검진에는 포함되지 않을 수도 있습니다. 개인이 받는 건강 검진이나 종합건강 검진은 검사 전에 요청하면 항목을 추가할 수 있으니 참고하시기 바랍니다.

직장인이라면 회사에서 일괄적으로 실시하는 건강 검진이므로 항목을 추가하기 어려울지 모릅니다. 이 경우 개인적으로 건강 검진을 받는 것도 추천합니다.

직접 비용을 지불하니 아깝다는 생각이 들겠지만 건강이야말로 인생의 가장 큰 자산임을 상기하면 결코 아까운 돈이 아닙니다. 100세 시대, 건강에 투자하는 것이야말로 가장 큰 수익을 얻는 효과적인 투자가 아닐까요.

덧붙이자면 건강 검진 항목은 반드시 여러 가지를 종합적으로 판단해야 합니다. 한 가지 항목만 가지고 판단하는 것은 전문가인 의사라도 불가능합니다.

따라서 이번 장은 어디까지나 각 항목의 의미를 이해하기 위한 참고 자료로 생각하기 바랍니다. 신경 쓰이는 부분이 있다면 반드시 의료기관에서 전문가의 상담을 받도록 합시다.

약 없이 혈당을 잡으려면

혈당이 조금이라도 높아서 걱정이라면 이 책에 나온 방법을 빠르게 실천해 보길 바랍니다. 약 없이도 사전에 예방하고 치료할 수 있습니다. 적은 노력으로도 건강을 지킬 수 있는 방법이니 꼭 실천해 보세요.

당을 알아서 낮추는 무적 체질 만들기

약 없이 혈당 잡는 법

인쇄일 2023년 10월 10일
발행일 2023년 10월 20일

지은이 가토 마사토시
옮긴이 나지윤
펴낸이 유경민 노종한
책임편집 박지혜
기획편집 유노라이프 박지혜 구혜진 **유노북스** 이현정 함초원 조혜진 **유노책주** 김세민 이지윤
기획마케팅 1팀 우현권 이상운 **2팀** 정세림 유현재 정혜윤 김승혜
디자인 남다희 홍진기
기획관리 차은영
펴낸곳 유노콘텐츠그룹 주식회사
법인등록번호 110111-8138128
주소 서울시 마포구 월드컵로20길 5, 4층
전화 02-323-7763 **팩스** 02-323-7764 **이메일** info@uknowbooks.com

ISBN 979-11-91104-77-6(13510)